臨床現場のもやもやを解きほぐす

# 緩和ケア
×
# 生命倫理
×
# 社会学

聖隷三方原病院 副院長
緩和支持治療科
**森田達也**

東北大学大学院文学研究科
准教授
**田代志門**

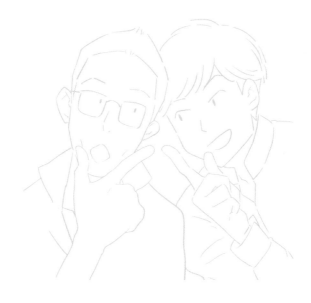

医学書院

## 森田達也 Tatsuya MORITA

1992年京都大学医学部卒業。1994年聖隷三方原病院ホスピス科，2005年緩和支持治療科部長，2014年副院長。緩和治療の専門医として，「時期を問わない」緩和ケアに携わる。困っている人がいるのに誰も関心を持っていない領域，何をどうしたらいいのかさっぱりわからない領域が好き。人間のどうしようもなさがいとおしい。
著書に『死亡直前と看取りのエビデンス』『エビデンスからわかる 患者と家族に届く緩和ケア』(ともに共著，医学書院)，『緩和ケア・コミュニケーションのエビデンス』(医学書院)，『緩和ケアで鍵となる研究 先を見通す背景読みスキル』(青海社)，『緩和治療薬の考え方，使い方 ver.3』(共著，中外医学社)など。

## 田代志門 Shimon TASHIRO

2007年東北大学大学院文学研究科博士後期課程修了。博士(文学)。2019年より東北大学大学院文学研究科准教授。専門は社会学，生命倫理学。
医学部と病院で10年間生命倫理学者として働いた後，文学部に社会学者として戻る。医療現場に学びつつ，医療現場に活かす文系の知のあり方を模索中。
主な著書に『死にゆく過程を生きる 終末期がん患者の経験の社会学』(世界思想社)，『研究倫理とは何か 臨床医学研究と生命倫理』(勁草書房)，『みんなの研究倫理入門 臨床研究になぜこんな面倒な手続きが必要なのか』(医学書院)など。

臨床現場のもやもやを解きほぐす
緩和ケア×生命倫理×社会学

発　行　2023 年 6 月 1 日　第 1 版第 1 刷ⓒ
　　　　2023 年 12 月 1 日　第 1 版第 2 刷
著　者　森田達也・田代志門
　　　　もりたたつや　たしろしもん
発行者　株式会社　医学書院
　　　　代表取締役　金原　俊
　　　　〒113-8719　東京都文京区本郷 1-28-23
　　　　電話　03-3817-5600(社内案内)
印刷・製本　アイワード

本書の複製権・翻訳権・上映権・譲渡権・貸与権・公衆送信権(送信可能化権を含む)は株式会社医学書院が保有します。

ISBN978-4-260-05055-5

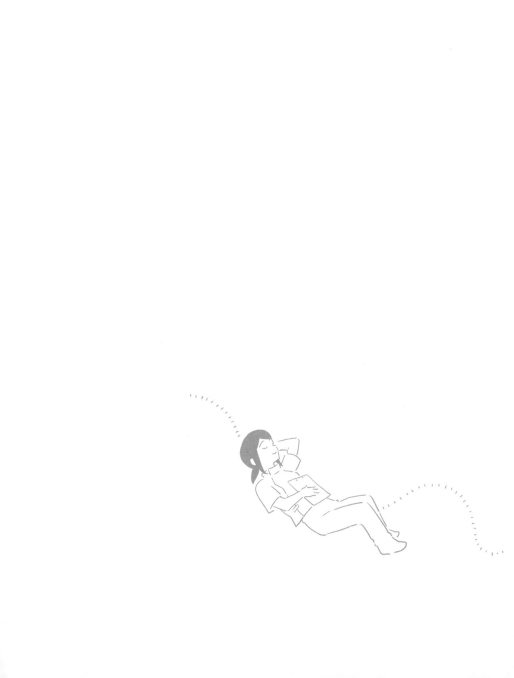

# はじめに

　本書は臨床現場でしばしば医療者が出会う「もやもや事例」を取り上げて，緩和ケア医の森田と生命倫理学者兼社会学者の田代が，ああでもないこうでもないと議論しつつ，最終的に「それでどうするの」「なんでそうなるの」という問いに答えるという本である。国内外で類書は（たぶん）ない。

　具体的には，まず森田が臨床の視点からあるテーマに関する事例を紹介し，緩和ケアの立場から望ましい対応を解説する。続けて田代が倫理の立場から論点を整理し，ひとまずどうすべきか，ということについて方向を示す。以上を受けて後半では（再び）田代が社会学の立場から「もやもや」を生み出す社会の仕組みについて解説し，最後に森田が臨床家にとってのサジェスチョンを整理する，というのが大まかな流れである。なお，事例の一部は続き物になっているが，各章は独立しており，どこから読んでいただいてもかまわない。

　ところで，本書では緩和ケア臨床の事例を取り上げているが，本質的なことは診療科や場所が変わってもそう大きくは変わらない。患者と家族で意見が違って医療者が板挟みになったり，医療者が良かれと思ってした提案を患者が嫌がったり，一部の患者を特別扱いすることが疑問視されたりと，こうしたことは全国どこの現場でも起きている。その際には経験豊かな臨床医が「俺に任せとけ」と引き取ったり，とにかくみんなで集まって考えたり，法律や倫理の専門家から助言をもらったり，いろいろなやり方で各々が答えを出してきた。

　もちろん細部が違えば実際の解決策は異なるし，この手の問題には

ローカルな文脈が大きな意味を持っている。しかしその一方で，問題の構造自体はよく似ており，合理的に考えるための道筋はそれなりにある。森田は長らく緩和ケアの現場でこうした問題に直面してきたし，最近では病院の管理的な立場から緩和ケアに関することにとどまらず相談されることがある。田代は倫理の専門家として病院で勤務しつつ，倫理カンファレンスや倫理コンサルテーションを取りまわす経験を重ねてきた。本書の読みどころの一つはそうした経験から導かれた「それでどうするの」という問いに対する実践的な解である。

ただし，本書のユニークさはその先にある。各章の後半では目の前の問題解決を超えて，そもそもこうした問題がなぜ生まれるのかについての対話が展開していく。いわば，「それでどうするの」問題から「なんでそうなるの」問題への移行である（森田のいうところの「俯瞰」のフェーズ）。その結果，本書ではもやもや事例に対して医療者が対処できるようエンカレッジしつつ，そうした対処自体を反省的に振り返る，というややこしい取り組みに挑戦することとなった（類書がないのはそのためである）。

ちなみに，ここまで読んで「社会学ってそもそも何？」という疑問が湧いてくるかもしれない。これにはいろいろな説明の仕方があるのだが，ここではそもそも「自分たちが暮らしている社会に巻き込まれつつ，それを一歩引いて見る」というやり方自体がまさに社会学的アプローチであることを指摘しておきたい。社会学は近代化に伴い社会

の仕組みが大きく変わった時代に，「今，私たちはどんな社会に暮らしているのか」を自ら知ろうとする営みとして成立した。その意味では対処そのものではなく，対処している「自分の背中を見ようとする」というねじくれたアプローチをそもそも得意としているのだ。

　もちろん「ひとまず明日からどうしたらいいのか知りたい」という人は各章の前半だけ読んでいただいてもかまわない。が，この本ではぜひその先までお付き合いいただければありがたい。今すぐには役立たないかもしれないが，自分が巻き込まれている問題を引いた視点で眺めることは，長い目で見れば現場でも役立つはずだ。それによって新しい解決法を考えられるようになることもあるし，解決しなくとも自分の納得が得られることで一歩先に進めることもある。それに第一「すぐ役立つことは，すぐに役立たなくなる」というではないか。

　その意味で，本書をお読みいただき，現場のもやもや事例に現実的に対処しつつ，少し違った視点でそれを見ようとする医療者が増えれば，著者としてこれ以上嬉しいことはない。

　2023年4月

田代志門

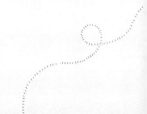

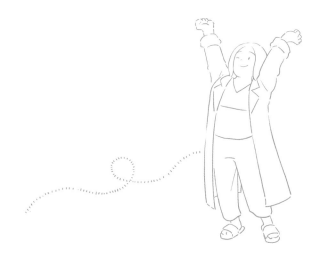

# 目次

はじめに····iv

Part **I**  患者の希望が家族の希望と異なるとき····001

1 | 患者は余命を知りたいが，
家族は知らせないでほしいときにどうするか
Vignette····002
Dialogue····005
Epilogue····018

2 | 患者はもっと苦痛を取ってほしいが，
家族は今以上希望しないときにどうするか
Vignette····020
Dialogue····022
Epilogue····042

Part **II**  患者の希望が
医療者の考える最善と異なるとき····045

3 | 効果の限られる治療を追い求める患者に，
医療者はどう対応したらよいか
Vignette····046
Dialogue····049
Epilogue····065

4 | 薬は使いたくないが痛みが強い患者に対して，
医療者は鎮痛薬を勧めたほうがよいか
Vignette····066
Dialogue····069
Epilogue····085

Part **III**  ある患者の希望をかなえることが
公平性を欠くと思えるとき····087

5 | 今ならまだ食べられそうなものを，
ある患者にだけ準備することは「特別扱い」なのか
Vignette····088
Dialogue····090
Epilogue····107

Part IV 患者が「生きていても意味がないから，
眠らせてほしい」と希望するとき‥‥109

6 数週から月単位での持続的深い鎮静は
許容されるか
Vignette‥‥110
Dialogue‥‥113
Epilogue‥‥137

Part V 死亡直前になって
患者の意思表示が曖昧になったとき‥‥139

7 これまで薬を使いたくないと言っていた患者に対して，
鎮痛薬を投与すべきか
Vignette‥‥140
Dialogue‥‥143
Epilogue‥‥167

8 これまで患者が拒否してきた
臨終時の家族の立会いを認めるべきか
Vignette‥‥170
Dialogue‥‥173
Epilogue‥‥192

おわりに‥‥194
索引‥‥196

ブックデザイン◉遠藤陽一（デザインワークショップジン）
イラスト◉一ノ瀬かおる

# 患者の希望が
# 家族の希望と異なるとき

# 1

## 患者は余命を知りたいが，
## 家族は知らせないでほしいときに
## どうするか

「人間って，なかなか自分の思い通りには生きられないものですよねぇ……」

──アサヒ先生がアンニュイな感じでぼうっとしているが，なるべく返事しないでおこう。今つかまると，午後からの自分の仕事が……。そんなモリタ先生の気持ちを知ってか知らずか（きっと知っているのだろう），じっと目を見つめて話し始める。

「畑野さんなんですけどね，外来のときからだいたいはおひとりで受診されていて，抗がん剤の選択もあれこれ自分で調べて相談しながらやってたじゃないですか」

畑野さんというのは50歳代の大腸がんの患者さんで，IT企業を立ち上げたいわゆる「切れ者の社長」だ。こう思ったらこうと決めてこちらのいうことを聞かないが，決断するときは自分の持っているネットワークを駆使して情報を集め，納得してはじめて治療をした。彼が納得するには数時間しかかからないこともあるし，2週間，1か月とじっくり考えて結論を出すこともあり，即断が必要なときと熟慮が必要なときを使い分けているようだった。

そんななか，5ライン目の治療が行き詰まり，肝転移が急速に大きくなって肝性の（閉塞性でない）黄疸で食事もできない状態にあれよあれよと追い込まれて入院になった。ベッドから起き上がるのもやっとの状態だ。抗がん治療の適応はないが，おそらくは週の単位かもっと短い可能性もある。この時期をどう過ごすかの相談をしなければい

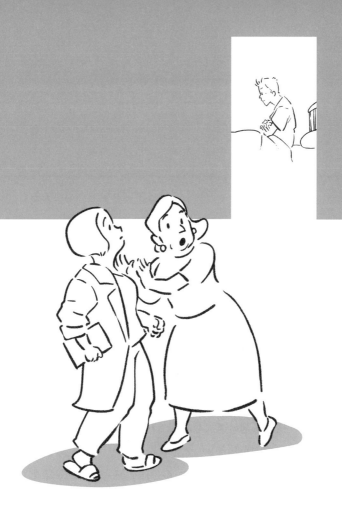

けない。その畑野さんが何か？（と思いつつ，まだはっきり傾聴感を
出さずにいる）

「入院して，奥さまから本人には隠して話がありますと言われて，
お会いしたんです。そしたら，『かなり具合悪いのはわかっているん
ですけど，あまり具体的なことはこの先は言わないでおいてほしい。
特に，余命を聞きたがると思うんだけど，それは伏せてもらえません
か』って言われて……」

──ああ，よくあるやつだ。外来だと患者さんがメインに来ることが

多いから患者さん中心に話が進むけど，入院すると（病室から患者さんが出て来られないので）なぜか家族に病状を話す頻度が増える。これまで通り患者に話をしてほしいという家族も多いが，「この先は悪いことは自分たちに言ってほしい，患者には言わないでほしい」と言われることがある。さて，アサヒ先生はどうしたのかな？

　「畑野さん，入院したときに，『自分はこれでもう治療はないっていうのはわかってるけど，あとどのくらいかは医者じゃないのでわからない。あとどれくらいか教えてもらえると会社のこととか自分のもろもろのことも考えられるから，先生の考える俺の残り時間を教えておいてほしい』って言ってたんです。教わったみたいに，『どうして具体的な時間の目安が必要ですか』ってふわっと聞いてみたら，会社も経営しているし，その間にしないといけないことがあるからって言ってらして，まあそうかなと思います。しっかりしてる人だから，ご家族も賛成してくれると思ったんですけど……」

　──ずっとじーっとこちらを見て話すので，聞いてて聞こえないふりはできない状況に追い込まれる，さすがだ。

　「それで，先生の見立てと，ご家族側の理由は何なの？」

　──（よしやった，という表情がちらりとよぎるが，数秒で隠して）

　「予後……は黄疸で食事がとれない，PS（performance status）が3から4，意識は，今はしっかりしてますけど，ちょっとこの先わからないので数週間ってところですよね，やっぱり……」

　「だろうね」

　「ご家族の気持ちは（看護師の）サツキさんが聞いてくれたんですけど，外来でもいいお話ができなかった後はかなり落ち込んだり，おうちで荒れたりしてたんですって……。ご家族がおっしゃるには，外では完璧な人を演じたいっていうのがあるので，しっかりしてる人って言われるんですけど，おうちでは荒れると酔っぱらってものを投げたり壊したり当たったりがすごいらしくて……そんなふうに見えないんだけどなぁ……。それで，口では大丈夫って言ってても，お医者さんからはっきり聞いたらきっと受け止められないと思うっていうことら

しいです。サツキさんはそんな男の人，いっぱいいますよって言うんですけど，そうなんでしょうか？」

（男の人が総じてどうかは僕にはわからないけど……）「それで，ご家族はどの辺りまでは話してもいいって？」

「病状とか，良くないってことは自分でもわかるし，先々のしないといけないことを一緒にしたいので，とにかく具体的な数字でなければ病状はちゃんと話してほしいって感じでした」

——それならまだよかった。時間も限られているし，余命を伝える伝えないの正義論みたいにしなくても，「先を見通して（会社の整理など）しておきたいことは済ませておきたい」という患者さんの希望と，「心が壊れるかもしれないから余命は伝えたくはない」という家族の希望を両立しながらなんとかいけるかもしれないなぁ……。とにかく，明日会うときにどうするかの心づもりができるくらい考えてみようか。

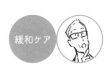

緩和ケア

患者が病状を教えてほしいと言っているときに，特に余命の場合は家族がそれは困るというのはよくある場面です。高齢者ではがんの告知をするかしないかのようなこともあるけれど，今回は予後を聞かれた（「死が差し迫っているなら教えてほしい」と言われた）ことを想定します。

### ◎──知りたいと言われたときの一般的に良いとされる方法

どんなときでも，予後を伝えるのが正解と頭ごなしに決めつけるのでなくて，患者発言の意味，つまり，どうして患者は予後を知りたいと思っているのか，どうして家族が伝えたくないと思うのかの背景をまずは確認するところまでは一本道でしょう（**表1**）。

「生命予後を聞く患者にどう対応するか」については，経験的にも研究的にもかなり言われていることがあって，「予後そのものの長さを

Dialogue

知りたいとも限らないので，まずは理由を聞け」というのが定番です。「あとどれくらいですか」の質問の意味が，「自分はどれくらい生きられるか，先生の思っている数字を教えてほしい」とイコールであることはそんなになくて，「○○をしておきたいんだけど，できるのかなぁ」の意味であることや，もっと漠然と，「このまま回復しないのかなぁ」くらいの意味であることもあります。今回は，社長であるということからは，（少なくとも患者の言葉のうえでは），「しておきたいことがあるから目安を知りたい」であろうとは想像はできます。

「どうして家族が伝えたくないと思うのか」については，経験上は「家族の気持ちがついていっていない」（から，患者にも厳しいことは言いたくないと自分の不安を投影している）ことが割合としては多いかなと思いますが，医療者が見ているより家族が見ているほうが患者は「精神的に弱い」から言わないでくれ，という場合も少なからずあります。

今回の事例の前提では，患者は将来の計画を立てるために具体的な数字を聞きたい一方，家族は，患者がそうは言っていても患者は精神

表1 | 患者が生命予後を知りたがっているけれど，
家族が反対しているときの対応

| | 患者や家族の認識 | 患者や家族の認識に合わせた対応 |
| --- | --- | --- |
| どうして患者は生命予後を知りたいと思っているのかを確認する | 何かしたいことがある | 具体的な余命とは関係なく，したいことができるようなサポートをする |
| | もうよくならないのかなという感情の表出 | 感情に対応する（余命を伝えるということが必須ではない） |
| | 将来の計画を立てるために，具体的な数字を聞きたい（本事例） | 具体的な見通しの幅・不確実性を一緒に伝える |
| どうして家族が生命予後を伝えることに反対なのかを確認する | 家族自身の気持ちがついていっていない（から患者に不安を投影） | 伝えるべき・伝えないでおくべきという議論を横において，家族の悲嘆を聞くことを目標にする |
| | 家族から見ると患者は精神的に弱い（本当かどうかはわからないけど：本事例） | 患者の準備状態を確認する |

的に弱いので，病状はともかく具体的な数字を伝えるのは避けてほしい，といった状況を仮定しています。

　臨床家としては，患者にどう対応するのか，家族にどう対応するのかの両方向を考えることになります。「患者の希望に従うべきだ」という原則に立てば，家族には患者の希望に従って余命を具体的に言う方針であることを「説得」して，患者に余命を伝えることになります。対極的には，家族の意向にまるまる従い，患者にはこちらからは何も触れずに，もし聞かれたらかなり消極的に先々の話に触れるか及び腰になる場合もあるかもしれません。しかし，昨今の医療状況では患者自身もいろいろなことがわかりますから，何がなんでも言わないでくれという場合は減ってはきていると思います。

　そうすると，自分の臨床的な感覚では，「自分から切り出すが，具体的な数字についてはやや控えめとして，『1週ごとの評価になります。○○は今週来週にはしておくくらいのペースがいいと思います』辺りの説明をまずは考えそうです。意図としては，はっきりとは言わないけれど，心配している会社のこととか個人的にするべきことがあれば，この数週間がするべきときだというのが伝わるようにする，という目標です。

　田代さんの視点では，この事例はどのように整理されるのでしょうか？

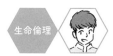

◉───「患者の意向 対 家族の意向」という枠組みではなく

　そうですね，悩ましい事例ですが，もし私に相談が来たら，家族と改めて話し合うことを前提としつつも，基本はどう患者の意向に沿えるかを考えましょう，という線で話をすると思います。そのうえで，森田さんの提案された，具体的な数字には触れずに，本人にとってこの数週間が「するべきとき」とわかるように伝える，という方針も許

容できると判断するのではないでしょうか。いずれにしても，この事例で家族の意向をそのまま受け入れる，という方針を正当化するのは難しいと思います。

では，なぜそういう判断になるのか，ということなのですが，この事例の場合，患者が具体的な余命を知りたいと意思表明をしていて，かつその理由もはっきりしているのが大きいですよね。働き盛りで会社の社長ということもありますし，いろいろな意味で身辺整理をしておきたい，というのは周囲の人間にとって容易に理解可能な理由だと思います。これまでも様々な意思決定を自分で下してきたようですし，その延長線上で残された時間を知ってそれを有効に使いたい，という思いでいるのでしょう。それに対して，家族の言う本人の心の弱さ，という話は急に出てきた話ですし，家族の不安の投影である可能性も否定できません。そういうことを総合的に考えたときに，少なくともこの事例で本人の意向ではなく家族の意向を重視する，という結論を正当化するのはかなり厳しいように思います。

以上をまとめると，本人の意向が明確で，かつその内容に過去からの一貫性がある場合，周囲の人間がそれを「曲げる」には相当有力な根拠が必要になりますが，家族の言う「心の弱さ」はそれには該当しないのではないか，という整理になります。なお，ここで注意してほしいのは，この事例における倫理的ジレンマは，「本人の意向と家族の意向のいずれかを優先すべきか」ではなく，「本人の意向（自律尊重原則）と本人への害の可能性（無危害原則）のどちらを重く見るべきか」として整理したほうがよい，という点です。もちろん，本人の意向が曖昧な場合には，家族の意向から本人の意向を推察するような方向で考えることもできそうですが，この事例はそれに該当しないと思います。

◉──「具体的な数字」にこだわらない

以上の整理を前提とすると，今後の方針として考えるべきことは，結局のところ「どんなふうに本人に予後の見込みについて話すのか」

ということに収れんしてきます。この点で，森田さんが提案された方針は，その1つの有力なバージョンとして整理できるのではないでしょうか。つまり，「具体的な数字」は使わないものの，今後の見通しに関しては厳しい状態にあることを話し，残された時間が限られていることを本人に自覚してもらう，という線です。今回の事例では，家族の側も「いっさい悪い話はしないでほしい」と主張しているわけではなく，「病状はちゃんと話してほしい」と言っていますから，こうした方針は家族の意向ともバッティングしておらず，一定の配慮が組み込まれているのだと思います。

　ですので，ひとまず本人にどう話すか，を決めなければいけない場合に，こういった「曖昧な伝え方」は医療者が取りうる選択肢の1つでしょう。そのうえで，おそらく今後家族と話し合う際には，本人がなぜ具体的な数字を知りたがっているのかを丁寧に説明し，なるべく数字は使わないで話はするけれども強く聞かれたときに嘘は話せないこと，話し方や話した後のサポートにも十分配慮するので安心してほしい，などとお話しすることになるのではないでしょうか。もちろん家族には家族の思いがあり，それに最大限配慮するのは大事なことだと考えています。

　なお，なかには本人が「残り時間を教えてほしい」と言っているのに，具体的な数字を使わないことは本人の意向を無視したことになるのではないか，と考える人もいると思います。これに対しては，今回の事例に即して言えば，少なくとも残された時間を本人が知って，やろうとしていることが実現できるような情報提供が行われることが第一義的には大事で，数字を使うかどうかにはこだわらなくてもよいのではないか，というのが私の判断です。

　そもそも，ここでいう「具体的な数字」は，あくまでも将来に関する予測に関わる不確かなものであって，病名や病状のような「目の前の事実」とは質が異なる情報なのではないでしょうか。実際，私の知っている緩和ケア医のなかにも，余命の予測と病名や病状の説明の扱いを明確に分けたうえで，前者は聞かれない限りは話さない，とい

う整理をしている方もいます。この点，あくまでも「目安」にしか過ぎない具体的な数字を使った予後予測については，説明の仕方も含めてある程度の裁量を医療者に認めてもよいのではないか，と個人的には考えています（ただこれも，教えてほしいと言われたのに伝えない，ということはできないとは思いますが）。

　倫理的な整理としてはこのようになるのですが，予後，とりわけ余命予測について患者に説明する，というのは医師にとってやはり特別な場面だという感覚があるように思います。病名や病状の説明とは区別しているという医師の話も出しましたが，余命に関する情報の位置づけについて森田さんの考えを聞いてみたいところです。

　田代さんのさわやかな返事のなかで，特に，「少なくとも残された時間を本人が知って，やろうとしていることが実現できるような情報提供が行われることが第一義的には大事」というところは自分としてもとても大事と思っている点で，ほっとしました。余命の話になると，「言うか言わないか」「言うなら何か月（何週，何日）と言うか」のようなことが話題になりがちなのですが，自分としては，「余命を聞いていることで，何か想定されている現実的な行動につながるか」という視点を忘れないようにしないと，余命は言った！──患者は何も変わらない，とかになりかねないなと思っていて……。

◉ ── 予後を伝えるのは，病名や病状と
　　　　情報の質が違うのかもしれない

　さて，田代さんの質問に答える形で，余命を伝えることが病名や病状を伝えることとは違うなぁと思うことを，**表2**にまとめてみました。
　まず思うことは，実際にこれから行う治療の選択に関わるかどうかという視点だと思います。例えば，抗がん剤Aをするかしないか，手術をするかしないかで余命がどれくらい違うかを話す場面では，医師

表2 | **病名・病状と生命予後の情報としての違い**

❶医学上の治療の選択に関わる情報ではないことも多い

❷不確実な（未確定の）情報である

❸患者の知りたい程度が（同じ患者のなかでも時間経過によって）異なる情報である

はそんなに抵抗はないというか，治療を選ぶうえで知っておいてほしい情報として，むしろ自分から話題にすることが普通だと思います。患者も，ＡとＢとではどれくらいの効果の違いがあるのかをある程度は知りたいだろうという共通認識があるというか……。一方，緩和ケアでの余命ということになると，治療の選択のためという場合を除いて（中心静脈栄養をするとか緩和照射をするとか），「患者の生活上のことの参考にするために」というのが目標になることが多いので，医師として予後の情報が本当に必要なのか確信が持てないというところがありそうです。ACPの文脈でも，medical end-of-life decision（治療の選択）と，non-medical end-of-life decision（心残り，事業やライフワークの引継ぎ，遺産やお墓など）を分ける考えはあり，medical EOLd（end-of-life discussion）のために推定される予後を言うのは医師の仕事だけれど，non-medical EOLdに対しては，患者の価値観も違うから聞かれなければ医師から言うべきではないというくくりなのかなと思います。

　2つ目は，予後の推定といっても，いや，実はそれ勘だよね，というのも大きくありそうです。田代さんの言葉「あくまでも将来に関する予測に関わる不確かなものであって，病名や病状のような『目の前の事実』とは質が異なる情報」には，言われてはっとしました。なるほど。医学的にはこの意味は2つあって，1つは，予測方法の精度そのものの問題。診断時の5年生存率は大きいデータをもとにした比較的確実な情報であるのに対して，緩和ケアの時期の余命については，PaP scoreやPPIなどの予測式はあるにしても，5年生存率に比べると頼りない……という感じはあります。医療者全員が使っているわけでもないから，信頼性はまだまだで開発途中なんだろう，という感じ。

そんな不確実な方法で「余命の推定」とかしてしまっていいのだろうか……という素朴な懸念。

　もう1つの意味は，集団での平均値は「個人にとっての推定」ではないということです。集団で4週間といっても，その患者にとっては数日かもしれないし，逆に数か月かもしれない──その幅のある平均値という概念を個人に当てはめるのは（説明するのも理解するのも）かなり難しい。こういった不確実な情報を提供することを医師がためらうのは古今東西でよく知られていて，あなたに当てはまるというわけではないんだけど……，と言ったり，予測値の幅を伝えることで対応することにはなっているのですが，「不確実な情報は伝えたくない」という考えの医師は相当数いると思います。

　最後に，予後を伝えることで気落ちさせてしまいそう，という懸念があります。これは過大に強調されていたという見方もありますが，ある程度事実ともいえます。2014年，490名のがん治療医に対して質問紙調査を行った結果では，（余命に限りませんが）終末期のことを話すことで「自分らしい過ごし方ができた」患者を経験する医師も多かったのですが，一方で，20％くらいの医師は，患者や家族がひどく落ち込んだり，稀ではあっても自殺を試みたことを経験していると

図1 | **日本のがん治療医の経験**（*n* = 490）

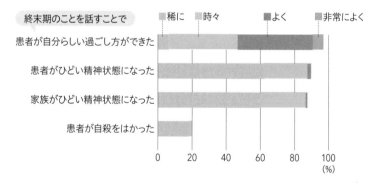

(Mori M, Shimizu C, Morita T, et al.: A national survey to systematically identify factors associated with oncologists' attitudes toward end-of-life discussions: what determines timing of end-of-life discussions? Oncologist, 20(11):1304-11, 2015より図を作成)

述べています（**図1**）[1]。これを情報の質という観点から見ると，予後についての情報は，患者側の知りたい程度にも揺らぎがあるのが影響しているのかもしれません。今よりはもう少し知りたいけど，詳しく知り過ぎてしまうとそれは知らないほうがよかった——もう嫌われているのは知っているけど，そんなにはっきり言われるなら聞きたくなかった，みたいな感じもあるのかな……（ちょっと不謹慎なたとえかも）。

　自分の経験で思い出されるのは，まだ自分が30歳代くらいだったか，先々の話になったときに，患者さんが将来のこともある程度聞きたいと言われるので，（それなりにどの範囲までを知りたいのか確認しながら）説明したつもりだったのですが，その後，看護師に「あの先生は，どうも自分が死ぬまでの道筋がわかってるみたいなんだよなぁー」とひどく落ち込んでいたと言われました。知りたいけど知りたくない——ものは言いようなのかもしれませんが，伝えられる情報が誰にとってもhappyな情報でもないということで，かなり気をつかう情報であるといえると思います。

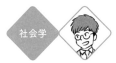

社会学

　余命の予測に関する医師の感覚をすっきりと整理していただきありがとうございました。医師にとっては，予後についての話し合いの後に来るのは通常の治療選択ではなく，患者の人生の選択そのものであり，少し引いてしまうところもあること，余命予測の確実性が5年生存率に比べて緩和ケアの余命予測では落ちる，といったこと，いずれもよくわかりました。最後の「気落ちさせてしまう」というのは，確かに過去のがん告知論争でも一番大きな懸念でしたし，今回の事例での家族側の不安とも共通していますね。「どの程度知りたいのか医師からするとつかみにくい」ということも，実際その通りなのだろうなと思いました。

　さて，この「つかみにくさ」に関連して思い出したのが，医師でも

あり社会学者でもあるN. A. Christakisの一連の議論です。彼は，医師が予後に対して抱く独特の感情を「予言の自己成就（自己成就的予言：self-fulfilling prophecy）」という社会学の概念を用いて説明しています。以下では，少しその紹介をさせてください。

## ◉──「予言の自己成就」としての予後告知

　一般的に「予言の自己成就」とは，「ある状況が起こりそうだと考えて，人びとが行為すると，そう思わなければ起こらなかったはずの状況が，実際に実現してしまう」現象である，と説明されます[2]。典型例としてよく挙げられるのは，ある銀行が支払いできなくなりそうだ，という「うわさ」が広がることで，人びとが一斉にその銀行から大量の現金を引き出し，結果として本当に銀行が支払い不能になってしまう，といった事態です（ちなみに日本でも1970年代に似たようなことが実際に起こりました）。要するに，誤った情報に基づいて実際に人びとが行動した結果，当初の「誤り」が事後的に現実化してしまう，

図2 | 自己成就的予言および自己否定的予言の類型

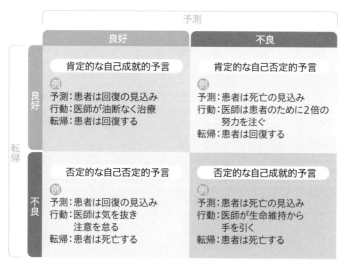

（Christakis NA（著），進藤雄三（監訳）：死の予告——医療ケアにおける予言と予後．p.188，ミネルヴァ書房，2006）

という事態ですね。

　このように，通常「予言の自己成就」は，誤った予測による人びと
の行動の変化を前提にしているのですが，Christakisは，医学におい
ては，誤った予測に限定せず，広くその影響を見たほうがよい，と指
摘します。そのうえで，彼は「肯定的な予言と否定的な予言」と「自
己成就的予言と自己否定的予言」という2つの区別を持ち込み，**図2**
のような4つのパターンの「予言」が医療のなかにはあると整理して
います[3]。

　この類型から見ると，余命予測は基本的には「否定的な自己成就的
予言」であり，「不良」な予後予測によって患者や医師の態度や行動に
マイナスの影響を与える典型例として位置づけられます（先ほどの銀
行の例もこの類型ですね）。面白いのは，Christakisによれば，医師は
自己成就的予言が単に医師や患者の態度や行動に影響するだけではな
く，生理的なメカニズムにさえ直接影響しうると考えている，という
ところです。つまり，患者に詳細な予後予測を伝えてしまうと，患者
が「その予測を満たすかのように生き，そして死ぬ」という現象さえ
起こりうるのだ，というのがそれです。

　このことは実際には確かめようはありませんが，私たちが日常生活
のなかでネガティブな予想に関しては「言葉に出してしまうと現実化

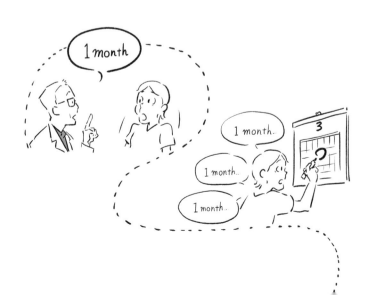

してしまうのではないか」と恐れて口には出さないようにする，というのとよく似ています。逆に，本当は見込みがほとんどないにもかかわらず，自分を鼓舞するように楽観的な予測を口に出してみる，というのもよくある話です（こちらは「肯定的な自己成就的予言」に該当し，Christakisは多くの医師が臨床でこれを巧みに用いていることを指摘しています）。

　そのうえで，森田さんの過去の事例を振り返ると，これは患者が落ち込んだという事実よりも，むしろ「あの先生は，どうも自分が死ぬまでの道筋がわかってるみたい」と言った，というところが大事な気がします。というのも，この言葉からは患者が森田さんの「予後予測」を全面的に信じており，まさに「予言者」としての役割をそこに見出しているように感じるからです。そうなると，この患者さんは森田さんの予測に沿うように「死んでしまう」可能性さえありそうです。つまり，森田さんのひっかかりの原因は，単に希望に沿って伝えた後に患者が落ち込んでしまった，ということだけではなく，自分があまりにも重い責任を負わされている，という気づきにもあったのではないでしょうか。なお，Christakisの引用している若い内科医の以下の語りは，こうした医師の思いをよく表現しています。

　　患者と話をするとき，私は患者の未来を変えているのではないか，と強く感じることが少なくなかった。これから起こるだろうと思っていることを話すことが，実際に起こることを変化させているのかどうか，私には知る由もない。しかしおそらく私の話し方も，非常に重要なのだろう。私が物事をある言い方で話せば，その通りにことが起きるだろう。そして別の言い方で話せば，別のことが起きるだろう。私は本当にそうだと確信している。ある患者と私は，私の発言によって変化した。私たちは考えも，行動もそれまでとは変わったのだ。私が患者に死ぬだろうと伝えたとき，私は言ったことにではなく，起こるであろうことに対して奇妙にも責任を感じた。おそらく，もし私が患者に死ぬだ

ろうと言えば，私も患者もみんな，予言が一種の自己成就を生み，それを実現させるかのごとく行動するだろう。そして，私はそこに責任を負うことになるだろう[4]。

　いずれにしても，否定的な自己成就的予言の場合には，医師は自分が予言者の役割を果たしたくはない，と考えるでしょう。しかし，患者との信頼関係が強固であればあるほど医師は予言者に近づいてしまう，という現象が起きてしまうわけです。その辺りの難しさが，やはり余命に関するコミュニケーションの難しさの中心にはあるように思いました。

◉───まとめ（図3）

　本事例では，患者に予後を聞かれたが，家族からははっきり言わないでほしいという希望があるときの医師の対応を糸口にして，緩和ケアの立場からは，「予後を聞いたからと言って，予後が知りたいとも限らない。具体的な予後そのものよりも質問の背景にある患者のしたいことを明確にして話題の中心に据えることが大事だろう」という視点を提案しました。生命倫理の立場から，「患者の明確な意向があるときに，家族の意向だけをそのまま尊重するのは正当化しにくい。患者の意向 対 家族の意向ではなく，家族の意向にも配慮しつつ患者にどう伝えるかという議論として整理するべきだ」との意見をもらいました。その結果，臨床の行為としては，「医師は質問に答えるべきだが，患者のしたいことができる情報が伝わればいいのだから，具体的な予後を必ずしも言わずに曖昧にした表現は，ひとまずは許容できる行為といえる」という共通の認識に至りました。

　一歩引いた社会学的なところから見ると，予言の自己成就という概念を紹介することで，予後という情報は病名や病状とは異なる不確実な情報であるにもかかわらず，医師が予後予測を伝えることによって，つまり不確実なことを自分が言ったことによって，良くない予測が本当にその通りになってしまう方向に患者の将来を決めてしまう現象が

図3 | 患者は余命を知りたいが家族は反対——俯瞰してみる

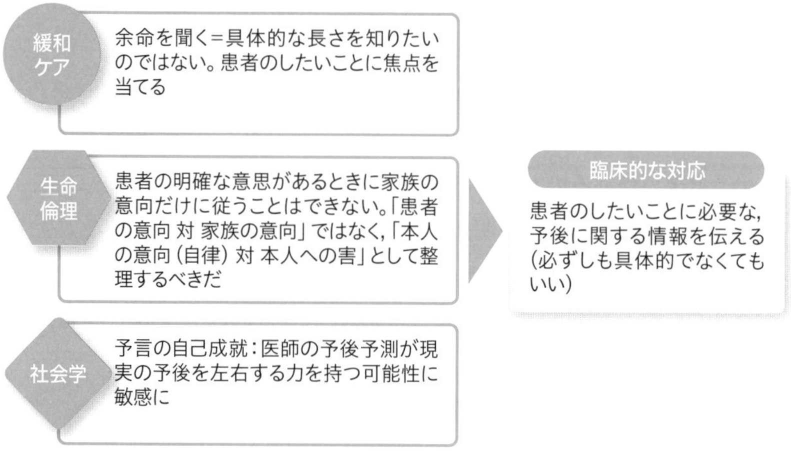

緩和ケア
余命を聞く＝具体的な長さを知りたいのではない。患者のしたいことに焦点を当てる

生命倫理
患者の明確な意思があるときに家族の意向だけに従うことはできない。「患者の意向 対 家族の意向」ではなく、「本人の意向（自律）対 本人への害」として整理するべきだ

臨床的な対応
患者のしたいことに必要な，予後に関する情報を伝える（必ずしも具体的でなくてもいい）

社会学
予言の自己成就：医師の予後予測が現実の予後を左右する力を持つ可能性に敏感に

生じうる——それで医師は「予言者になりたくない」という葛藤があるのだろうと整理してくれました。

本書ではこのように，「臨床ではこう？」→「倫理では（も）そうするべき！」→「社会学ではそれって○○？」という順に現象を理解していきたいと思います。

Epilogue

「朝，緊張したんですけど，奥さまもいるところで説明してきて，とりあえずまとまりそうですー」
——医者の日々はそう華やかでもない毎日の積み重ねでもある。で，どういう話になったの？
「お部屋に行くと，昨日のことなんですけど……って畑野さんからおっしゃったので，会社の整理とかのことですよね？ ってお返ししたんです。長さについてはそうはっきりわかるものではないけど，肝不全になるとそのせいで意識が曖昧になってくることが多いので，何か公的なことも含めて考えられるなら，先に延ばすよりは，今週，来

週のほうが確実だと思ってます，ってお話ししたら，それ以上は聞かれなくて，ありがとうって，奥さまと会社の方なのかな……連絡を取られ始めて……。奥さまもちらちらこっちを見てらっしゃいましたけど，ほっとはされていたようでした。とりあえずはよかった〜。あ，栄養補給して検査行かなきゃ……」

——予後の長さそのものではなく患者のしたいことに焦点を当てる，で対応はできたようだ。明日，明後日にはまた違う「予後問題」が生じるかもしれないが，いつか今感じているもやもやは，不確実な情報を扱う「予言者」としての葛藤と合点がいくとちょっと気楽になるかもしれないなぁ……。よし，外来行こ。

## 文献

1）Mori M, Shimizu C, Morita T, et al.: A national survey to systematically identify factors associated with oncologists' attitudes toward end-of-life discussions: what determines timing of end-of-life discussions? Oncologist, 20(11):1304-11, 2015.
2）作田啓一，井上 俊（編）：命題コレクション社会学．pp.80-5，筑摩書房，1986．
3）Christakis NA（著），進藤雄三（監訳）：死の予告——医療ケアにおける予言と予後．pp.186-222，ミネルヴァ書房，2006．
4）前掲書3），p.186．

# 2

## 患者はもっと苦痛を取ってほしいが，家族は今以上希望しないときにどうするか

Vignette

「モリタ先生〜，ちょっと8号室の井上さんのことで行き詰まりそうなんですけど，いいですか？」

——研修中のアサヒ先生がそう悩んでもない様子でやってきた。

「なになに？」

「井上さん，私が部屋に行くたびに，苦しいからもう少し楽になりたいっておっしゃるんですけど，付き添っている奥さまが『そんなこと言わないで，もっとがんばらないと元気にならないよ』って，これ以上何もするなってオーラ全開なんです」

井上さんは肺がん終末期の患者さんで，肺内の転移が進んできて常時酸素投与をしていても酸素が維持できなくなり始めている人だ。呼吸困難の緩和のためにモルヒネを12mg/日で投与していて，苦しさが極まったときにはモルヒネを2時間分早送りすると，数時間少しうとうとして過ごせている。ただ，常に全力で走っているような感じの呼吸困難感はあって，「これ以上薬剤で緩和しようとすると，うとうとして苦しくない」を目標にせざるをえない，いわゆる，「日の単位」の全身状態である。患者さんにも奥さまにもこの話はしていて，数日をどう過ごすかを日々，時間時間で相談しながら歩んでいる感じだ。

「奥さんのほうの認識はどうなの？」

「サツキさんと一緒にお話を聞いたんですけど，病気のことはもう残された時間が少ないっていうことはこの前面談したからわかってるっておっしゃっていて，でも，この人の言うままに薬を増やして

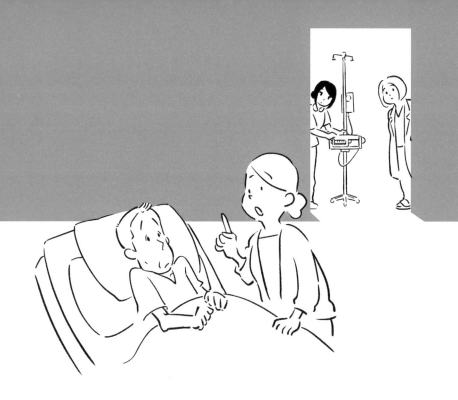

いったら，あっという間に話せなくなるかもしれないんですよね，私まだあきらめてないんです，もう少し時間が欲しいんですっておっしゃるんです」

　奥さんはもともと卵巣がんのサバイバーの方で，そのときもかなり厳しいステージだったけれども，結果的に寛解になった「肝っ玉母さん」のような人だ。2人に子どもはなく，子どもがいるとほどよく仲介役になってくれることもあるが，今回は2人の登場人物で日々の決断をしなければならない。看護師のサツキさんはどちらかといえばご家族寄りで，患者さんの気持ちもわかるけど，最後の数日数時間なのだから，なるべく意識のある時間を保ってあげたいという奥さんの気持ちをかなえてあげるのでいいのではないかと思っているようだ。主治医のアサヒ先生は，患者さんの希望を確認して，奥さまを説得（というか，より納得がいくように説明）するほうがいいのではないかと思っているようだ。ただ，患者さんとしても，「絶対にもっとなんと

かしてほしい!!」という感じではなく,「妻が言うならそこそこ我慢していられるからいい」というふうでもある。

　患者さんの気持ちになってみればもう少し楽になりたいと思うのももっともだろうし,家族の立場からすれば少しでも一緒にいたいというのももっともなことだと思う。

　──さて,どうしたものだろうなぁ……,薬物療法で「これしたほうがいいよ!」のようにはっきりとは言えないのが悩ましいところ。

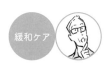

緩和ケア

　患者が○○を希望している(ように見える)けど,家族が反対していて(とまではいかなくても,それ以上の苦痛緩和にはそんなに積極的ではなくて)○○が達成されない,というのは緩和ケアではわりとよくある状況で,医師も看護師も正解をどこに置くかわからないまま悩ましさを感じます。

　場面的に多いのは,「患者が苦痛を緩和してほしい 対 家族はもっとがんばってほしい」かなと思います。「苦痛を緩和する＝苦痛が緩和されて元気になる」なら,誰でもそれやろう! で,悩まないと思うんです。だけど,終末期の場合は苦痛が緩和される＝うとうとする,穏やかな感じにはなるけれどお話ししたりはできなくなる(しにくくなる)ということが多くて,苦痛緩和の後にやってくるのが死であることが多いのが特徴です(苦痛を緩和するから死が早まるわけではないですが)。

　最初にやるべきとされているのは,家族の認識を確かめるという行動で,①家族に実際に付き添ってもらって,24時間を通してどんな様子かを実感してもらう,②家族だけの場で話を聞いて,家族自身の感情に手当てをする,ということをやります(**表3**)。

　実際に付き添ってというのは,お見舞いのときだけとか夜だけとかだと,一番つらいときや夜眠れない時間の患者さんの状況がわからな

表3 | 患者は苦痛緩和を希望しているけれど，
　　　家族が苦痛緩和に積極的ではないときの対応

| 家族に対して | ・家族に実際に付き添ってもらって，24時間を通してどんな様子かを実感してもらう<br>・家族だけの場で話を聞いて，家族自身の喪失の悲しみや悲嘆，後悔などの感情に焦点を当てる |
| --- | --- |
| 患者に対して | ・どこまでの苦痛緩和を希望しているのか，家族に対してどのような気持ちでいるのかを家族のいないときに聞いてみる<br>・そのうえで，患者と家族を交えて相談して，納得のいく妥協点を見出す |

いので，日を通してどんな状態になるかを見てもらうことで，「あーこれなら確かに苦しい！」って実感される家族が多いですね。説明されるのと実感するのは違うって感じです。

　家族自身の気持ちに手当てするというのは，患者さんを失う（であろう）家族の悲しみをよく話してもらって，（できれば）感情を出して表現されることで一息つかれることが多いと思います。ちょっと気をつけているのは，「後悔・罪責感」で，あのときこうしていればよかった（早く医者に連れて行けばよかった，私がストレスかけたからだ）というものです。責任がないことを誰かが保証することで，少し安心してもらえることはあるなぁと思います。

　一方，患者さんには，どこまでの苦痛緩和を希望しているのか，家族に対してどのような気持ちでいるのかを家族のいないときに聞いてみることが大事です。意外に，家族の気持ちもわかるのでこれはこれでいたしかたない（というか，やむをえない）とおっしゃる場合もあります。

　最終的には，双方の意見を聞いたうえで，納得のいく妥協点を見出していく作業が主になることが多いでしょう。

　さて，今回取り上げたいのは，患者の苦しみも付き添っていて確かにわかる，自分の気持ちも表現できる，それでも，意識が下がるかもしれないとしたら今以上の苦痛緩和はしてほしくない，という家族に対して，患者はもう少し苦痛が取れるといいのはいいが，家族のこれくらいでという気持ちもわかる，という場合に，僕たちはどう考えて

いったらいいのかなということです。

　具体的な行動としては、「患者が我慢している」という前提に立ってもっと苦痛緩和が得られる方向にいくのか、家族の希望も踏まえて患者の選んでいることなので、それが患者の希望であると考えて患者と家族の意見の妥協点を着地点としていいのか、という選択になります。極端な例としては、ちょっと非現実的かもしれませんが、家族を説得して納得が得られないときには、家族の意向に反しても患者の希望に何としても沿うべき、という選択もあるかもしれませんが……。僕の臨床的な感覚だと、患者が「絶対に、ぜひとも」というほどでなければ、患者と家族の合意点のようなところにとどまっていることが多いのですが、田代さんの視点からはどう整理されますか？

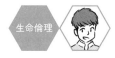

生命倫理

### ◉──再び、「患者の意向 対 家族の意向」という 枠組みではなく

　何とも言えない微妙な事例で、そこまでの明確な対立構造もないため、私のような第三者に相談が回ってくることのない話で、ある意味新鮮でした。しかし実際に目の前でこういう状況が起きれば、そばで見ている医療者としては「このままでいいのかな」と思う気持ちになるのでしょう。それで、結論から言うと、もし私が相談を受ければ、患者の気持ちが「家族の気持ちもわかるのでいたしかない」という範囲に収まっている限り、この状態を見守るという選択でよいのではないか、と助言すると思います。特に今回のように苦痛の緩和の程度をさらに進めると意識が低下しそうだ、という局面にまで来ている場合には、治療的な介入を前に進めることが必ずしも本人の利益だ、とも言い難く、この状態の保持は倫理的にも許容されるのではないかと考えます。

　さて、それでこの事例についても、最初の事例と同じく、基本的な

構図としては「患者の意向 対 家族の意向」ではなく，「患者の意向 対 患者への利益や害」という軸で考えるのが倫理的には大切だと思います。というのも，いずれの事例も本人に意識があり，意向を表明できるので，家族の意向への配慮は必要ですが，意思決定は本人中心に，というのが筋だからです。それに，意向の対立よりも，本人への利益や害を主題に据えることで，本人にとって何が一番良いかを一緒に考えましょう，というスタンスで家族と話し合うことも可能になるような気がします。

◉───「自律」を尊重するとは

　では，まず「患者の意向」という論点から見ていきたいと思います。

　この点に関して言えば，今回の事例は前回の患者のようなはっきりとした意向とはと少し違っていますね。もちろん，確かに本人は医師に「苦しいからもう少し楽になりたい」とは伝えていますが，妻の気持ちを汲んだ場合にそれを押し切って直ちにそうしてほしい，というわけではなさそうです。こういう形で気持ちが揺れ動く，というのは私たちにとってもよく理解できますし，少なくとも今の段階では強い意向ということではなさそうです。ですので，「妻の意向を汲む」ということが本人の意向に含まれている，という整理ができる可能性はあります。そのためにも，森田さんが提案されているように，家族のいないときに意向を確認しておく，というのは大事なことでしょう（実際には「家族に気がねして本心が話せない」という場合もあると思いますので）。そこではっきりした意向ではなく，迷いや揺らぎが見られれば，患者の意向にどのくらい家族の意向が影響しているかを確認することができます。

　ところで，この事例とは少し離れますが，せっかくですので，本人が意思決定できる状態にあるのに，本人の意向ではなく家族の意向に沿って治療やケアの方針を決めることを正当化しうる場合についても，一般的な考え方を整理しておきたいと思います。というのも，前回の事例で話題になった予後告知についても，家族にだけ先に話す，とい

うことが現実にはある程度行われており，そういった実践は許容される場合があるのか，という質問をしばしば医療者から受けることがあるからです。

これについては，赤林朗らがかつてがん告知の問題に即して，日本での「曖昧な」告知の実践を正当化するために1990年代に提案した「家族同意（family consent）」と呼ばれる議論が参考になります。彼らの論文では，一見家族の意向に沿って本人に「がん」という病名を伝えていない事例であっても，詳細に見ていくと，それは必ずしも本人の意向を無視しているものではなく，あるタイプの「自律（autonomy）」の尊重を実現しているのだ，という主張がされています[1]。具体的には，以下のような事例です。

患者は74歳の女性で，進行した胆のうがんが転移した状態で発見され，予後の見込みは3か月程度と推定されました。そこで，主治医は当時の慣習に従ってまず家族に説明したところ，本人は以前がんだとわかっても知りたくないと言っており，本人には伝えてほしくないとの意向が示されます。これを受けて，最終的に主治医は本人に「あなたは今はがんではないが，放置しておくとがんになる」と説明した，というのがこの事例の概要です。赤林らは論文のなかで，日本では家族抜きに医療上の意思決定を進めることは難しいため，まず家族に話すことが多い，と断ったうえで，この事例において本人の「自律」は尊重されていないのか，と問います。

結論から言えば，彼らは確かにこの事例において西欧的な自律は尊重されていないかもしれないが，「自律に近いもの（something close to autonomy）」は尊重されているのだ，と主張しています。その根拠として挙げるのは，まず医師ががんのことを全く本人に伝えていないわけではない，という点です。主治医の言い方は不正確かもしれないが，あえて患者の目の前で「がん」という言葉を出すことによって，間接的に本人に何らかの深刻な状況が伝わっているのだ，というのです。こうした「曖昧な伝え方」は日本の医療現場では広く見られるものであって，そのこと自体がすべてダメだとはいえないだろう，と。

また，もう1つ彼らが重視しているのは，家族が「以前，本人は伝えてほしくないと言っていた」と述べている点です。これはそもそもいつの時点のことなのか，どういう文脈なのかは不明ですが，ある意味では「緩やかな」事前指示とも捉えられるだろうと整理するのです。

　つまり，赤林らの主張を認めるなら，本人ではなく家族の意向に沿って治療やケアの方針を決めうることが正当化できるのは，曖昧であっても一定の情報提供が本人にされ，かつそれが本人のこれまでの意向に沿うと合理的に推定できる場合である，と言えます。そういう場合であれば，形としては家族同意かもしれないけれど，実質的にはそのなかに本人の意向が含み込まれている，というわけです。今回の事例でいえば，「少しでも一緒にいたい」という家族の意向のなかに，本人の意向を読み取ることが合理的に可能であれば，それは倫理的に許容できる，という結論となるでしょうか。

　もっとも，赤林らはこの論文をアップデートした内容をその後公刊しているのですが，そこでの主張はかなりトーンダウンしています。具体的には，彼らが「家族をファシリテートするアプローチ（family-facilitated approach）」と呼ぶものがそれで，要はインフォームド・コンセントのプロセスに家族を積極的に巻き込むことが大事だ，という主張です[2]。意思決定プロセスに，本人に加えて家族を巻き込むべきだ，というのは，すべての緩和ケアの現場で共有できそうですが，家族の意向のなかに本人の意向を読み込んでしまう，という医療の進め方は現在必ずしも多くの賛同を得られるものではなくなってきています。少なくとも，ここ20年の社会の変化を考えると，患者本人を差し置いて家族と話をする，本人の意向を無視して家族の意向に沿う，という実践はいっそう疑問視されるようになっていくだろうとは思います。

◉──苦痛緩和か意識の保持か

　さて，それでは次に「本人への利益や害」という視点で考えてみたいと思います。前回はもっぱら予後告知による気持ちの落ち込み，と

いう「害」の可能性のみが問題になっていましたが，今回は利益と害が混ざり合っていて，そこの判断がもう少し複雑になっている点が特徴的です。つまり，もうすでに意識をはっきりと保ちながら苦痛を緩和する，という選択が難しくなっていて，苦痛を緩和しようとすると意識を犠牲にせざるをえない，という状況になっているわけです。ですので，治療が本人の利益になる，と明確に言い難いところがあります。さらに言えば，ここで利益や害の要素として挙がっている苦痛と意識がいずれも，究極的にはその人の価値観によって左右されるところも，現場でのもやもや感を加速させているのではないでしょうか。

　そのうえで，この事例で大事だと思うのは，異なる見解を持っている看護師と医師の間の率直な話し合いです。今のところ，家族の意向か本人の意向か，という対立軸になっているのですが，むしろ本人の苦痛緩和と意識の保持ということに，各々がどのような価値を見出しているのかを話し合うことが大事な気がします。というのも，もちろん個別の状況次第ですが，このいずれを重視するのか，というのはその人の「緩和ケア観」にも深く関わっているように思うからです。ちなみに，私自身は，もちろん痛いのは嫌だから苦痛の緩和は最大限望むけれど，究極的な選択としては意識がある程度鮮明に保たれることを選びそうな気がします（もっとも，そういう状況になったら全く別の選択をする可能性は大いにありますけれど）。振り返ってみれば，痛みや苦しみに意味を見出す価値観に多少の慣れ親しみがあるのと，研究者としてのアイデンティティが意識の鮮明さに対する固執を生んでいるのだと思います。

　それで森田さんにお尋ねしたいことは，苦痛緩和か意識の保持か，というのはその人の緩和ケア観に関わる，という私の見立ての妥当性についてです。これはすっかりケースバイケース，と言えるものなのか，やっぱりその人に固有の思考のクセのようなものがあるのか，というのが知りたいところです。

緩和ケア

　今回提示した2例の臨床現場では「患者の意向 対 家族の意向」（に見える）課題が，田代さんの目からは両方とも「本人の意向 対 本人への利益や害」という軸に見えるようで，はっとさせられますね。僕たちは，口では「患者の意思，患者の意思」と言いながら，終末期になると，目の前には泣いている（怒っている，真剣な目で見つめている）家族と接する時間が長くなってくるので，知らず知らずに家族中心の思考になりがちなのかもしれません。「患者の意思，患者にとっての利益・不利益に意識的に戻ろうとする努力」が必要なのかもしれないなぁと思います。

　「本人の苦痛緩和と意識の保持ということに，どのような価値を見出しているのかを探るべき」というのももっともなことで，賛成している，反対しているという現象にだけ意識が向きがちなのですが，「どうしてそう思うのか」の理由まで遡ろうよ，ということのように思います。これに関して，田代さんからもらった「苦痛緩和か意識の保持かに関する価値観は何か」の宿題にも関係する，自分の行った研究結果を出してみます。

　1つ目は，「鎮静」という言葉が世の中になかったころ（でも，鎮静薬は用いられていました），一般市民472名を対象にして，他に手段がないときに意識の低下する緩和治療を受けるかどうかの意向（preference）を調査して，終末期に何を大事にするか（今でいうところのgood death concept）との相関を見た研究です（**表4**）[3]。意識の低下する緩和治療を希望する人は，「痛みや症状が緩和されていることが重要である」と考えており，「死は解放である」という考えを持った人が多く，逆に，意識の低下する治療は受けたくないと希望する人は，痛みの緩和は大事であっても，より「自分の死期をあらかじめ知ったうえで準備ができる」ことや「自分の意志ですべての選択ができること」を大事だと考えていました。

表4 | 他に手段がないときに意識の低下する緩和治療（鎮静）を
受けるかどうかに関係する個人の考え（2002年）

| 大切にすること（1-5） | 鎮静を希望する | 鎮静を希望しない | p |
|---|---|---|---|
| 痛みや症状が緩和されている | 4.7 (0.62) | 4.4 (0.94) | < 0.01 |
| 自分の死期をあらかじめ知ったうえで準備ができる | 4.1 (1.1) | 4.6 (0.75) | < 0.01 |
| 自分の意志ですべての選択ができること | 4.3 (0.94) | 4.5 (0.82) | 0.051 |
| 最期まで人として尊重されること | 4.3 (1.1) | 4.7 (0.76) | < 0.01 |
| 死は解放である（死生観） | 12.1 (3.5) | 10.8 (4.0) | < 0.01 |
| 年齢 | 56.4 (11) | 48.8 (12) | < 0.01 |

注：数値は，希望した市民と希望しなかった市民との平均（標準偏差）。数値が大きいほうの項目が重要であると思っている。複数の表を合成してわかりやすくしたため，原図と異なる。
(Morita T, Hirai K, Okazaki Y: Preferences for palliative sedation therapy in the Japanese general population. J Palliat Med, 5(3): 375-85, 2002より表を作成)

　もう1つ，研究としてはもう少し洗練されたもので，全国の3,000名くらいの一般市民とがん患者の遺族を対象にした調査で，どのようなことを大切にしているかと，いろいろな終末期治療の希望の関係を見た研究です（**表5**）[4]。使っている変数が少しずつ違うのですが，痛みや症状が緩和されていることが大事だと考える人は鎮静を希望し，自分で死期を知って準備することが大事だと考える人は鎮静を望まない方向でした。死を意識したくない人は鎮静を希望し，病気とできるだけ闘うことに価値があると考える人は鎮静を希望しない方向です。もっともだと思います。

　おおざっぱに言えば，死が近づいてきたときに自分の状況を知って準備したい（言葉を伝えたい，自分で決めたい）という人で病気と闘っていくことに意味を見出している人は，意識が維持される方法を選択し，苦痛の緩和を優先して死を意識したくない・死は解放であると考える人は，意識が下がっても苦痛を緩和してほしいという感じかなと思います。

表5 | 他に手段がないときに意識の低下する緩和治療（鎮静）を
受けるかどうかに関係する個人の考え（2007年）

| 大切にすること | 鎮静を希望する | 鎮静を希望しない |
|---|---|---|
| 痛みや症状が緩和されている | 1.8 [1.6-2.1] | 0.58 [0.50-0.67] |
| 自分の死期をあらかじめ知ったうえで準備ができる | – | 1.26 [1.1-1.4] |
| 死を意識したくない | – | 0.80 [0.72-0.89] |
| 病気とできるだけ闘う | – | 1.6 [1.5-1.8] |

注：数値は，意識の下がる緩和治療を希望する（しない）ことを選択するオッズ比 [95%信頼区間]。
すべて$p<0.001$。複数の表を合成してわかりやすくしたため，原図と異なる。
（Sanjo M, Miyashita M, Morita T, et al.: Preferences regarding end-of-life cancer care and
associations with good-death concepts: a population-based survey in Japan. Ann Oncol,
18(9): 1539-47, 2007より表を作成）

　現実には，こうした仮想状態でのpreferenceに，実際の苦痛の強さ
（や，そのせいで夜も眠れないなどの随伴した苦痛による心境の変化）
と，苦しいときに誰かそばにいてくれるのかといった要因が加味され
て，現実の意思決定になると思います。ただ，大枠として，苦痛には
耐えられるから意識を下げないで自分でわかっておきたい，というこ
とを重視する人たちと，意識はそれほど大事じゃないかむしろ知らな
いほうがいいから苦しくなくして，という人たちを念頭に置くことは
臨床的にある程度妥当なように思います。

　そういえば，田代さんのいう「苦しみに意味を見出す価値観」その
ものがあまり調べられていないのでどこかで調べてみてもいいかもし
れませんね。宗教的なことでは，宗教がないか反宗教の人は鎮静を選
択しやすいという国際文脈でのメタ分析もあります[5]。苦しみは（神
さまか何かから）与えられたものだから取り去るものではない，とい
う考えも鎮静を選択する（しない）背景にあるのでは，という論考は
時々見ます[5]。

　個々の治療を決定するときに，選択した理由，背景にある価値観を
知ることは大事なことで，なるべく知っているほうがいいとは思いま
す。ものすごく深いところまでは，患者も家族もなかなか話されない

こともありますが，せめて，good death conceptに沿った価値観くらいを念頭に置いておくと，緩和ケアの意思決定は表層的ではあってもせめて2層目くらいには到達したような感じはあります。それで十分，なのか，そこまでくらいしかできない，なのか，いやいやもっと患者の価値観全体を知るべきなのかはわかりませんが，医療上の決定に関するところの価値観をある程度知っておくと，意思決定のときに少し厚みを感じられる，という感じでしょうか。

　しかし，患者さんは医療上の決定だけをするわけではないので，何かもっと奥にはさらにその土台になる価値観があるのだろうなという想像力くらいは持っておきたいと思ってはいます（**図4**）。

◉──**患者として希望することと家族だったら希望することが違うのはなぜ？**

　さて，僕から田代さんへの質問の番です。今回（も），一見医療者から見たら「患者 対 家族」に見える課題も，「患者 対 家族」とおかな

図4 ┃ **終末期の意思決定の背景にある価値観**

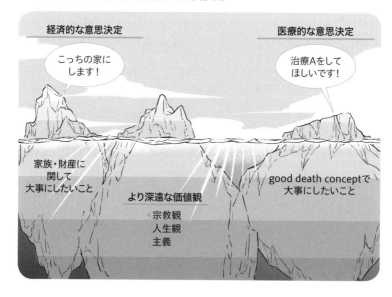

いほうが考えやすいことはよくわかりました。とはいえ，「患者 対 家族」問題（のようなもの）がよく臨床現場で起こることについて，僕の意見を言ってみたうえで，さらに俯瞰した意見を聞きたいです。

　最近，海外で臨床経験のある医師が日本に戻ってきて一緒に働くことが増えてきました。日本で海外というと，アメリカやイギリスになり，これがイタリアやフランスだとまた違うのかもしれませんが，個人主義ばりばりの国に行くわけです。それで，患者の具合が悪いときに「ご家族にちょっと教えてほしいんですけど……」みたいなことを聞こうとしても，家族から「いや，それは父のことなので子どもにはわからないから，父に直接聞いてくれ」と言われる。日本でこれをやると，あらなんかちょっとおかしい息子さんね，と思われる——という社会的な慣習のほうが先にあるのではないか……。ちょっと地方都市の田舎の信用金庫に行くと，「ご高齢の方へ——高額の取引がある場合にはご家族にもお伺いすることがあります」とか素朴に貼ってあってびっくりするんだけど，そんなに不思議に思う人もいないような……。

　この課題には個人的にずっと興味があって，2020年に一般市民を対象に調査をする機会があったので，同じ調査票の同じページに，「もし治らないがんになったら，患者に先に病名を説明してほしいですか，家族に最初に説明してから患者に説明するかを決めてほしいですか」を，あなたが患者だった場合，あなたが家族だった場合の2通りで回答してもらう，という質問をしたことがあります（図5）。似たような結果もよく見るのですが，自分が患者だったら「自分に最初に伝えてほしい」「家族に先には言わないでほしい」なのですが（くどいようですが，同じ調査票なのに），同じ人が，自分が家族だったら「患者に最初に伝えてほしい」の割合は減って，「家族に最初に伝えてほしい」が何倍にも増えます。

　自分としてはなかなかショッキングな感じで，日本人にとって「自分の意思」とは何なんだろうか，ちょっと立ち止まって考えねば!!と思うところです。自分のしてほしいことを家族にもすればいい（家族のしてほしいことは家族にしかわからない）と思うんですけれど，

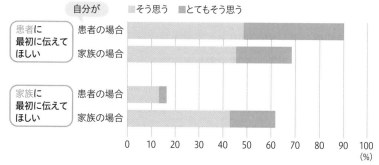

図5 | もし自分が患者だったら，もし家族だったら
　　──誰に最初に伝えてほしいか

注：日本国内のがん診療や終末期医療の文化差を調べるために行った，50歳以上の市民に対する調査（未発表）。沖縄県，東北，首都圏の各200名，合計618名。

医療者同士の身内で話してると，「いや，それは先生はそうかもしれないけど，家族ががんになったらやっぱり僕（自分）が先に聞いたほうがいいなぁ」って声はわりと強いです（その「家族」は自分が先に聞きたいと言っていても）。

　自分の意識としては，医療側で家族に先に伝えるということを強力に進めているという感じではなく，何らかの社会通念として，弱いものは家族が守るとかの延長線上で，終末期の話は家族が先に聞くものだという習慣があって，社会的な習慣のなかに医療もあるという感じがしています。医療における患者の自己決定と家族──この辺りを社会学を使って整理できますか？

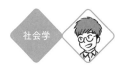

社会学

◉──家族が意思決定の中心になるのは
　　　社会のせいばかりでもない

　ここはなかなか込み入った事情があって，あまりすっきりとは答えられないのですが，それでもいくつかのことをお話ししてみたいと思います。

　まずは「深刻な話題をまず本人ではなく家族と話す」という慣行は，「医療が率先しているというより，社会が許容しているのではないか」という森田さんの指摘についてです。これは確かに一理あるものの，私は医療側にも一定の要因があると考えています。つまり，今となっては，医療側にはあまり強く家族優先でものごとを決める，という感じはないのかもしれませんが，少なくとも過去にはそうした慣行はあったわけで，その影響の残存という意味です。

　それこそ四半世紀前までは「がん告知」は行わないのが当たり前で，家族とだけ話して治療方針を決める（あるいは治療方針は医師が決めて家族にだけ伝える），という医療のスタイルが一般的でした。今，病院で管理者をしている世代の医師たちはこの時代に育っていますし，患者や家族もそうした医師の振る舞いを見てきた歴史があります。つまり，家族のほうから「本人には伝えず私たちに」と言ってくるというのは，ある意味，医療者が長い間行ってきたことを反映しているのです（つまりは，長年にわたる医療者の「家族教育」の成果でもあるわけです）。そういう意味では，医療者の側から家族に対してこうした影響を払拭するような積極的な「再教育」をしない限り，「まずは家族に」という慣行は変化していかない，ということになりそうです（家族から「まずは私たちに」と声をかけられたときがこの再教育の最大のチャンスである，と考えるかどうか，というところが大きな分かれ道になると思います）。

　さらに言えば，医療の世界は幾分か閉鎖的ですから，こうした過去の慣行が時代の変化に追いつかず，未だ（経路依存的に）保存されている，ということも考えられます。つまり，そのことに合理性があるかどうかはともかく，「まあこれまでこの方法でやってきたからそれでいいか」ということが今まで続いている，という可能性です。実際，私の知る限り，予後についても，まず家族に話すのか本人に話すのか，という医師の行動の違いは，病院や診療科によってかなり違っているように思います（その良し悪しはともかくとして，現実にはかなりローカルな問題でもある，という印象を受けています）。そもそも，

特に高齢者の場合など，予後どころか今後の治療選択についても医療者のほうから先に家族に話を振ってしまう，というようなことも未だにあるようですし，そうした現実は少なからず社会に影響を与え続けています（これも，本人が家族に決めてほしい，と言っているならまた別ですが，特にそういうことでもなく）。

　というわけで，結局のところ，どこかで「えいや」と過去の慣習を変えない限り，今まで通りのコミュニケーションのパターンが続くのではないでしょうか。特に緩和ケアの場合，本人は亡くなってしまえば，後で文句を言うのは家族，という構図がありますから，「とりあえず家族の言うことは聞いておこうか」という考えはなかなか軌道修正が難しいようには思います。もちろん後でお話しするように，まず家族から話すという慣行を社会の側が求めていることも否定できません。しかし，医療者もまたその社会を形成している一部分であり，かつ場合によってはより「古い」考え方を引きずっている可能性はあるのではないか，ということをまずは確認しておきたいと思います。

◉——「福祉レジーム」から考える家族中心の意思決定

　そのうえで，では社会の側の要因は何だろうか，と考えたときに参考になるのが，デンマーク出身の社会学者G. Esping-Andersenの提唱する「福祉レジーム」という議論です。これは，福祉の供給主体として国，市場（企業など），家族という3者がどのような役割を果たしているのかに注目して，社会の仕組みの違いを3つに類型化して説明したものです（**表6**）[6]。

　ちなみにある教科書では，彼の議論を「市場の荒波に立ち向かうために，人びとが『誰と』支え合い，連帯するか——国家か，家族などの中間集団か，個人の自助努力か——の違いを示したものである」とまとめていますが，これはわかりやすい説明ですね[7]。要は，ここで「国家」の役割を重く見るのが，スウェーデンのような「社会民主主義レジーム」であり，「家族などの中間集団」になるとドイツやイタリアのような「保守主義レジーム」となり，個人の自助努力重視はアメリ

表6 ｜ レジームの特徴

| | 自由主義 | 社会民主主義 | 保守主義 |
|---|---|---|---|
| **役割** | | | |
| 家族の— | 周辺的 | 周辺的 | 中心的 |
| 市場の— | 中心的 | 周辺的 | 周辺的 |
| 国家の— | 周辺的 | 中心的 | 補完的 |
| **福祉国家** | | | |
| 連帯の支配的様式 | 個人的 | 普遍的 | 血縁, コーポラティズム, 国家主義 |
| 連帯の支配的所在 | 市場 | 国家 | 家族 |
| 脱商品化の程度 | 最小限 | 最大限 | 高度 (稼得者にとって) |
| **典型例** | アメリカ | スウェーデン | ドイツ・イタリア |

(Esping-Andersen G (著), 渡辺雅男, 渡辺景子 (訳)：ポスト工業経済の社会的基礎——市場・福祉国家・家族の政治経済学. p.129, 桜井書店, 2000)

カのような「自由主義レジーム」として整理されるわけです。ちなみに，日本の位置づけは諸説あるのですが，保守主義としての性格が強く，特に南欧地域と並んで家族主義的な性格が強いとされています。

　ここで今回のテーマとの絡みで重要なことは，日本や南欧のように家族の役割を重視する政策を進めてきた国においては実際にどのような現象が起きるのか，ということです。それは端的に言えば，共働き化が進んだ社会においても，公的なサポートが不十分なまま家族にケアの負担を担わせ続ける，ということを帰結します。その結果生じるのは，主に配偶者や子どものいる女性に（日中の仕事に加えて）介護や子育て，家事の負担が重くのしかかる，という事態でした。

　これに対して，「自由主義レジーム」では，主に移民が提供するケア労働を市場で購入する傾向が強まり（要は「家政婦」や「お手伝いさん」を雇用する，ということですね），「社会民主主義レジーム」では国が公務員としてケア労働の担い手を雇用する，という方針をとるようになります（つまり専業主婦だった人たちが国に雇用されて保育士や介護士として働きだす，ということです）。その結果，「保守主義レジーム」の国のように，雇用労働に参入した女性が日中の仕事の後に家事や育児という「第2の仕事（セカンドシフト）」に苦しむ，という

ことは回避されるようになりました（もっとも，前者では，途上国からの移民を安く雇用することが前提になっていたり，後者では，国民が極端に高い税金を負担することが前提になっていたり，それなりの問題はありますが）。

さて，では家族重視の政策選択を積み重ねてきた社会において，医療上の意思決定にどんな影響が出てくるのでしょうか。それは端的に言えば，患者の世話を担うことが期待されている家族の発言権が増す，ということです。患者の側からしても，治療方針や療養場所の選択については，自分個人の事情や好みで決めることができる，という感覚は持ちにくく，家族に「迷惑をかけないよう」な選択をする，という傾向が強くなります。逆に言えば医療者側も家族が患者のケアをすることを当然だと思いがちで，そういうことを普通に家族に要求したりもします。つまり平たく言ってしまえば，日本の社会制度が「何かあったらまず家族でなんとかしてね」という発想で組み立てられているために，関係者間で病気や障害に関連した意思決定において家族をユニットとしてみたり，ケアする負担がかかるであろう家族を優先したりする傾向が広く見られることになるのです（繰り返しますが，そのことの是非はともかくとして）。

◉―――「文化」や「伝統」のせいにしないために

ところで，こうした「福祉レジーム」論が大事なのは，なぜ家族中心の意思決定が多く見られるのか，という問いに対して，「日本は昔から家族を大事にしてきたから」といった不変の「文化」や「伝統」を持ち出すことなく，あくまでもそれが私たちの社会的な選択の帰結であることを教えてくれることにあります。もちろん，過去の家族類型が現代にも影響を及ぼす，という議論もありえますが，過去100年間を見ても，家族の形態や家族はこうあるべき，という意識はかなり大きく変化していますし，そのことを無視してしまうと，今後の変化を見誤ってしまいそうです。

少し具体的に考えてみましょう。例えば，日本では伝統的に親子間

の血縁関係を重視する傾向が強い，といわれることがあります（「実子主義」[8]とも呼ばれます）。海外でハリウッドスターが血縁関係のない養子を多く引き取って育てている映像を見て，「血縁関係を重視する日本ではありえない」と，今を生きる私たちは考えたりするわけですが，歴史的にはそうでもないのです。というのも，明治以前の社会では，とりわけ農家を中心に，生活共同体としての「家」が続いていくことが重視されていたので，必ずしも血縁関係にない養子縁組も盛んに行われていたからです（これは血縁重視の韓国や中国との大きな違いだとされています）。要は今の「家族」とは違って，「家」がある種の経営体として存在していましたから，血縁関係にだけこだわってしまうと簡単に「倒産」しかねない状況があったわけです。それがむしろ，明治以降になって血縁関係が新たに重視されるようになり，さらには近年の生殖補助医療の発展に伴ってますます血縁関係を重視するようになってきたのだ，と指摘されています。

　そういう意味では，「自分と血のつながった子じゃないと育てたくない」という考え方は，日本においては比較的「新しい」ものだといえそうです（これまたその是非は別にして）。というわけで，あまり古くから変わらないものが今の現象を支えている，と考えてしまうと，今後の手の打ちようがなくなってくるだけではなく，事実認識としても間違ってしまう，ということになるのです。

◉───社会も病院も変わる必要がある

　さて，それで最後に森田さんから示していただいた「自分にはホントのことを伝えてほしいけど，家族が深刻な病気の場合には本人じゃなくてまず私に教えて」というダブル・スタンダードの問題に少し触れておきたいと思います。これ，以前からありましたけど今もほとんど変わっていないんですね。そのこと自体も少々驚きましたが，ある意味，人間は立場によって考え方が変わる，ということをよく示しているだけなのかもしれません。そうだとすれば，このダブル・スタンダードは今後も変わらないと思いますから，そろそろ医療者は「どっ

ちの私」を大事にするのかをはっきり決める必要があるのではないでしょうか。あるいは，「どっちも大事だ」と思うのであれば，「原則として，当院では大事な話し合いは本人と家族が同席した場面で進めさせていただきます」という方針を掲げたってよいとは思います（それでも最後は本人優先にせざるをえないとは思いますが）。

　ただその前提として，先ほどお話ししたように，本人中心の方針を病院としても取りやすくするためには，社会のあり方そのものを変えていく必要があります。少なくとも私個人としては，家族の誰かが病気になったら家族のメンバーに重い負担がのしかかる，ということを基本としない社会になってほしい，と切に思います。実際，家族の誰かが付き添いしないと手術はできません，というような説明が普通に病院から家族にされてしまう状況では，本当の意味で「本人の意向の尊重」などということは実現しそうもありません。そして，これは結局のところ，私たちがこれからどのような社会に住みたいのか，ということに関わってくるのだと思います。

　最後は少し大きな話になりましたが，なるほどねぇ……。確かにがん告知の始まったころ，僕はちょうど初期研修医でしたが，それまで「肺真菌症」だった方に肺がん，「腫瘤形成性膵炎」の方に膵がん，と上級医が伝え始めたころでした。社会のせいにしてしまわずに，医療としてどうあるべきかからスタートして社会を引っ張っていくという役割が，がん告知ではなく，終末期にも出番があるのかもしれないなぁとはっとさせられます。

### ◉──まとめ（図6）

　本項では，死亡直前の苦痛をさらに緩和しようとすると意識も下がっちゃうかもという状況で，患者は「できればもう少し緩和してほしい」，家族は「意識下がっちゃうかもなら，もう少しこのままにし

てほしい」という臨床的にはよくある状態を取り上げました。緩和ケアとしては，患者はどのような希望を持っているか，家族はどのように患者の苦痛を捉えていて，そのうえでどうしてあげたいと思っているかを，それぞれ別々に聞いてみることを提案しました。生命倫理の立場からは，「患者の意向 対 家族の意向」と捉えるのではなく，「患者の意向 対 患者にとっての利益と害」と枠組みを変えることで，患者に何をすることが善かが話しやすくなるという視点をもらいました。

　結果的には，苦痛緩和のために意識も低下するような場面では，患者にとって治療をさらに行う利益も少ないという見方もできることから，患者も納得している範囲のまあまあの（家族の意向を患者が汲んだ意向に沿った）苦痛緩和を継続することは妥当だろうというところで，共通認識に至りました。

　医療者にとって鮮明な印象を受けるのは，家族の役割を社会学的に説明してくれるところではないでしょうか。意思決定における家族の役割はその基盤を文化に持っていくことが多いと思いますが，文化という変わらないものではなく，可変性のある枠組みとして福祉レジーム論を紹介してくれました。家族の意思が尊重されやすいのは文化のせいだと思考を止めてしまうのではなく，患者を介護するのは家族であるという社会制度を積み重ねた結果，家族の意見が重視されるようになったという考えは臨床家には新鮮です。もし，家族の意思決定への参加が社会福祉の構造によってももたらされるものであるなら，将来にわたっては，「患者中心の（自分が希望したことを中心にした）」医療であるべしとする人たちは，かねてがん告知で医療者がしてきたような行動を，終末期においても行うことで実現に近づけられるのかもしれませんね。

図6 患者はもっと苦痛を取ってほしいが，家族は今以上希望しない
　　　　──俯瞰してみる

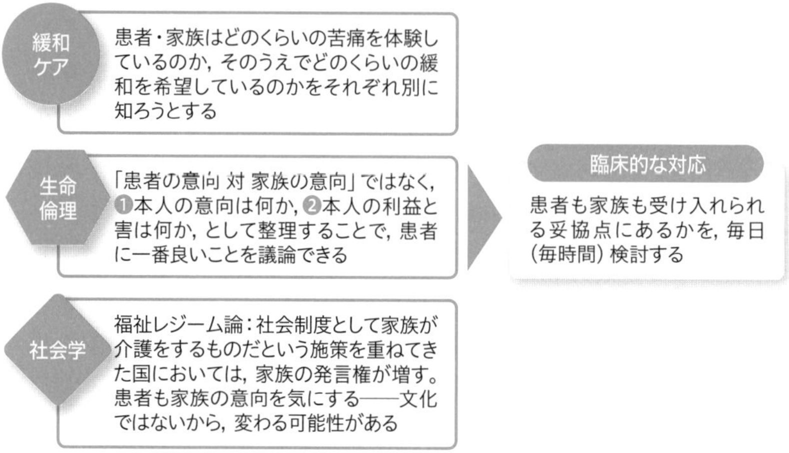

| 緩和ケア | 患者・家族はどのくらいの苦痛を体験しているのか，そのうえでどのくらいの緩和を希望しているのかをそれぞれ別に知ろうとする |
|---|---|
| 生命倫理 | 「患者の意向 対 家族の意向」ではなく，❶本人の意向は何か，❷本人の利益と害は何か，として整理することで，患者に一番良いことを議論できる |
| 社会学 | 福祉レジーム論：社会制度として家族が介護をするものだという施策を重ねてきた国においては，家族の発言権が増す。患者も家族の意向を気にする──文化ではないから，変わる可能性がある |

**臨床的な対応**

患者も家族も受け入れられる妥協点にあるかを，毎日（毎時間）検討する

## Epilogue

「井上さんですけど，なんかいい感じでしたー」

　──アサヒ先生はとりあえず安心したようだ。結局，数時間お話ししたり一緒に好きだったジャズを聴いたりして過ごした後，だんだんと低酸素血症がはっきりしてきて，本人から「なぁ（はぁはぁ……），もうちょっと（はぁはぁ……），苦しいわ……（はぁはぁ……），薬（はぁはぁ……），薬増やしてもろて（はぁはぁ……），眠ってるんでも（はぁはぁ……），しょうがないわ（はぁはぁ……）」のような感じで，患者さんから奥さまに希望を伝えて，「そやね，もうようがんばったもんね，そうしてもらお，そうしてもらうからね」とオピオイドと鎮静薬を増量したらしい。結果的に意識が下がったのはさらに数時間後だったから，まだ数時間はお話もできて少し楽な時間が持てたようだった。最終的には，すやすやと寝ている状態になってから4時間くらいで亡くなられた。

　本当に良かったのか？ は，本人でないとわからないところだが，

患者と家族の妥協するところを積み重ねて積み重ねて，まずまずいけたと言えるのではないか。「目の前で苦しそうになってくる」と，多くの家族は患者の苦痛に関する希望を緩和する方向に意思決定することが多いと思う。

　「その家族も患者の人生の一部」——筆者の恩師がよく言っていた言葉である。

## 文献

1）Akabayashi A, Fetters MD, Elwyn TS: Family consent, communication, and advance directives for cancer disclosure: a Japanese case and discussion. Med Ethics, 25(4): 296-301, 1999.
2）Akabayashi A, Slingsby BT: Informed consent revisited: Japan and the U.S. Am J Bioeth, 6(1): 9-14, 2006.
3）Morita T, Hirai K, Okazaki Y: Preferences for palliative sedation therapy in the Japanese general population. J Palliat Med, 5(3): 375-85, 2002.
4）Sanjo M, Miyashita M, Morita T, et al.: Preferences regarding end-of-life cancer care and associations with good-death concepts: a population-based survey in Japan. Ann Oncol, 18(9): 1539-47, 2007.
5）van Deijck RHPD, Hasselaar JG, Verhagen SC, et al.: Determinants of the administration of continuous palliative sedation: a systematic review. J Palliat Med, 16(12): 1624-32, 2013.
6）Esping-Andersen G（著），渡辺雅男，渡辺景子（訳）：ポスト工業経済の社会的基礎——市場・福祉国家・家族の政治経済学．pp.115-43，桜井書店，2000.
7）武川正吾，森川美絵，井口高志，他（編著）：よくわかる福祉社会学．pp.82-3，ミネルヴァ書房，2020.
8）野辺陽子，松木洋人，日比野由利，他：〈ハイブリッドな親子〉の社会学——血縁・家族へのこだわりを解きほぐす．pp.15-41，青弓社，2016.

Part

## II

# 患者の希望が
# 医療者の考える最善と
# 異なるとき

# 3

## 効果の限られる治療を追い求める患者に，医療者はどう対応したらよいか

「モリタ先生，そんなことして大丈夫なんですか？」

——アサヒ先生にいぶかしがられた。ことの顛末は 1 週間前の外来に遡る。

「これであともう使えるのはないって言われたんですけど，調べたら，来年の 2 月には○○が出るらしいんですけど，これ日本だと使えないんですか？」

○○というのは堀さんの肺がんの遺伝子変異に合っている分子標的薬で，国内で薬価収載待ち（日本人での臨床試験は終了していて，保険適用になるのを待っている状態）の薬だ。あと 3 か月経てば，おそらく日本でも使用できる。とはいえ，3 か月待っているだけでいいのかという悩みがある。

堀さんは20歳代の女性で，初発の肺がんで初診時からⅣ期であったが，本人も家族も前向きに明るく闘おう！ というスタンスで，標準治療の効果がなくなったかと思うと，出たばかりの分子標的薬が奏功し，効きにくくなったかと思うと治験に入りそこそこ奏功し，国内治験も尽きてくると海外治験に入るとこれもまた奏功し，その間に何とか療法といういわゆる未確立医療 (unproven medicine) をはさんだりはさまなかったりして，記録的な長期生存を果たしている人だ。もう何回目かになる「これ以上の治療は（現在国内の治験を含めて）ありません」のセカンドオピニオンをがん専門病院からもらって帰って

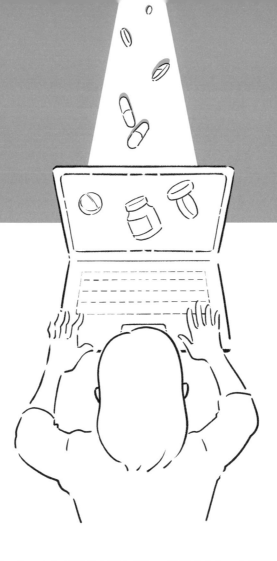

きたが，そこからが勝負とばかりに，自前であれこれ情報を調べてくる。

　モリタ先生の正式な仕事内容は痛みの治療だが，痛みは落ち着いているので症状コントロールについてはさしたる会話もない。目下の関心は，できる治療はまだあるかどうかで，あれかこれかのグレーゾーンのがん治療のことも聞かれる。分子標的薬の〇〇についてはこの数回で話題に上がっており，治療手段としては悪くはないだろうと知り合いの専門医が言っていた。モリタ先生に聞かれているのは，薬の入

手方法と，もし使うとしたらの環境整備のことらしく，

「薬を買うっていうだけなら，××という会社でググってみて。患者さんなら買えるから」

とお返事した。

　××の薬品の輸入会社は使ったことがあり，国内でガバペンチン誘導体がまだ市販されていなかったときに輸入して，難治性疼痛の患者に使用したこともある。その気さえあれば抗がん剤を世界中から取り寄せできる世の中に驚くが，どこまでが医者の範囲としてカバーしなければならないのだろうかと悩むところだ。

　アサヒ先生は，発表されたばかりの組み合わせの治療レジメンと，外国からのお取り寄せになる分子標的薬と，幹細胞とか振動何とか療法の質問が出てきてはそれなりにモリタ先生が答えている状況に「ぽか〜ん」となったようだ。控室に帰ってくると矢継ぎ早にこう言った。

「モリタ先生，先生よく，prepare for the worst, hope for the best＊っていいますけど，今日，全くprepareのほうがなかったと思うんですけど，あれでいいんでしょうか。治療が無効になってきたら何か月かしかないかもしれないので，ちゃんと説明してわかってもらったほうがよくないですか？」

「うん，そう言われるとは思った。自分でもこれでいいという確信を持っているわけじゃないんだけど，なんか，堀さんから求められている役割を果たそうとしていくとこうなっていくんだよねぇ……」

──「どこかに有効かもしれない治療がある時代」に，緩和ケアで果たす希望と準備のバランスを少し考えたい。

＊最善を希望しながら，最悪に備える。緩和ケアですすめられる考え方

Dialogue

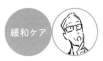

緩和ケア

　ここでは，患者の希望につながるような治療をどこまで勧める，どこまでは一緒に考える，どこはやめたほうがいいと言うべきかのようなことを考えたいと思います。がんの進行を抑えるために何かしたいと思うのは当たり前のことで，緩和ケアにおいても希望を支えるのは重要なことです。一般的には，患者の希望を聞く（否定しない），感情を支える（わからせよう！　としない），通常診療でできる範囲のことをする（栄養，就眠の維持，リハビリテーション，症状緩和など）辺りが，希望を支えるアプローチとして悪いという人はいないと思います（表1）。ここで通常診療を超えた範囲での治療の相談に乗る，となると，どの程度関わるかで意見が分かれるところかもしれません。

　患者対象の調査ではないのですが，遺族を対象とした調査を1つ出しておきます（表2）[1]。「希望を持ちつつ，心の準備をする」ことに役立ったと評価された医療者の態度として，「しておいたほうがよいことを相談した」というprepareそのままのものが入るのはまあいいとして，一方で，できることを一生懸命に探す系のこと――「可能な目標を考えてくれた」「食事やリハビリについて一生懸命考えてくれた」，などが数多く抽出された一方で，「何もすることはありませんと言われた」というのは強いネガティブな影響をもたらしていました。さらに興味深いのは，「代替療法の相談に乗ってくれた」が「希望を持ちながら心残りのないようにできた」ことに関係していたことです。

表1 ｜ **希望を支えるために行うこと**

- 患者の希望を聞く（否定しない）
- 感情を支える（わからせよう！　としない）
- 通常診療でできる範囲のことをする（栄養, 就眠の維持, リハビリテーション, 症状緩和など）
- 通常診療を超えた範囲での治療の相談に乗る（消極的に～積極的に）

表2｜希望を持ちつつ心の準備をすることに役立った医療者の態度

| | 希望を持ちながら心残りのないようにできた | 心残りのないようにできた | 希望を持って過ごせた |
|---|---|---|---|
| 心の準備に合わせてくれた | | 2.6 [1.3-5.3]<br>$p<0.01$ | |
| しておいたほうがよいことを相談 | 3.9 [2.1-7.0]<br>$p<0.01$ | 2.6 [1.4-4.8]<br>$p<0.01$ | 2.3 [1.3-4.1]<br>$p<0.01$ |
| 代替療法の相談に乗ってくれた | 3.1 [1.8-5.4]<br>$p<0.01$ | 2.2 [1.3-3.6]<br>$p<0.01$ | |
| 食事やリハビリについて一生懸命考えてくれた | | | 1.9 [1.2-3.0]<br>$p=0.012$ |
| 可能な目標を考えてくれた | | | 1.9 [1.1-3.3]<br>$p=0.016$ |
| 何もすることはありませんと言われた | | 0.5 [0.27-0.94]<br>$p=0.03$ | 0.32 [0.15-0.68]<br>$p<0.01$ |

注1：オッズ比［95%信頼区間］を示す。
注2：「代替療法の相談に乗ってくれた」医療者では、「希望を持ちながら心残りのないようにできた」のが3.1倍になることを示している。
〔Shirado A, Morita T, Akazawa T, et al.: Both maintaining hope and preparing for death: effects of physicians' and nurses' behaviors from bereaved family members' perspectives. J Pain Symptom Manage, 45(5): 848-58, 2013より一部改変〕

　この研究が行われた当時は，代替医療は「ちょっとよくわからない民間療法的なもの」という感じだったのですが，この数年は効果が確認されていない治療という意味合いのものも含むニュアンスで，unproven medicineといわれます。

　標準治療がないときの通常診療以外の治療の選択肢をおおざっぱにまとめると，**図1**のようになるでしょうか（この図のどこに何が書いてあるかについては，人によって考えがありそうなので，おおざっぱなものとして許してください）。現代医学としては，保険診療になっている薬剤を組み合わせて治療を行うことが最も多いでしょうが，他には，治験，未承認薬という選択肢があります。

　現代医学以外のパラダイムですと，サプリメントなど通常の治療／生活と併用できる代替治療がまずあると思います。多くの医師がそれで治癒するとは思っていないでしょうが，少なくとも著しい害はない

**図1｜標準治療がなくなったときの通常診療以外の治療の選択肢**

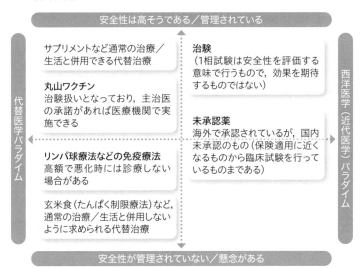

と考えているものです。医師によっては，丸山ワクチンをこの範囲の近くに置く人もいるかもしれませんが，全く違うところに置く人もいると思います。次に，賛否でいえば否が多いリンパ球療法などの免疫療法があります。必ずしもひとくくりにできない多様なビジネスモデルがあるようですが，よく批判を受ける方法としては，初回一括300万円，具合が悪くなっても診療はしません，という誓約書に署名を求めるというものがあります（「良心的」なところもちらほらあるようですが）。最近は少なくなりましたが，いっさいたんぱく質を摂ってはならない，添加物を入れてはいけない，抗がん剤も放射線も麻薬もダメといった，通常の治療／生活と併用しないように求められる代替治療が1つのカテゴリーとしてあるように思います。

　この問題は，2つの疑問が合わさっています。1つは，通常診療を超えた範囲での治療に関して，「相談に乗る」はまあいいとしても，どの程度積極的に関わるかという視点です。事例のように薬剤を買う方法まで関わるのか，治療の効果を調べるところまでするのか，話を他の医師に聞いてもらって納得するならしてもらってもいいですよ，と

いう積極的ではないけど許容するというスタンスなのか……。もう1つは，prepare for the worst, hope for the bestが唱えられる今日このごろ，治療の相談をする労力を心の準備をする方向に傾けるべきか（対 そのまま希望を維持する方向に関与するか）のバランスです。

　この2点について，倫理的な観点をまとめると田代さんの見解はいかがですか？

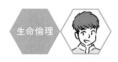

　今回のような事例は，私が以前働いていたがん専門病院でもよく起きていました。なにしろ，今や患者自身がインターネットで検索すれば，学会報告や論文から最新の研究成果を知ることもできる時代です。そうしたなかで，「どこかに有効かもしれない治療がある時代」という認識は，がんの遺伝子パネル検査が保険収載されて以降，ますます当てはまるようになってきたように思います。臨床試験や治験に対する患者さんのイメージも，一昔前の「人体実験」から，最後のそして最新の治療選択肢の1つ，という見方へと舵を切っている途中ではないでしょうか。そういう時代に緩和ケアが果たす役割とは何か，というのは重要な問いだと思います。

## ◉──医師は未確立医療にどこまで関わるべきか

　最初に，森田さんの挙げた1つ目の観点，「一般的とはいえない治療に医師はどこまで関わるべきか」という問題を取り上げてみたいと思います。これは，基本的には本人にとっての利益と害のバランスをどこで考えるか，究極的には本人に害をもたらしうる介入をどこまで許容すべきか，という倫理問題として整理してよいでしょう。例えばですが，この患者が，通常の治療や生活とコンフリクトを起こさずに，自ら摂取できるサプリメントなどで自分なりの健康管理を行おうとする場合，それに医学的エビデンスがなくとも，目くじら立ててやめさせようとする医師はいないはずです。これは結局のところ，利益はぼ

んやりとしていてよくわからないけれど，取り立てて害はなさそうで，ある意味好きにやってよ，という範囲に収まるものです。それが逆に，医学的なエビデンスが十分ではないうえに，身体的なリスクが大きく，経済的な負担も膨大で，今進めている治療を阻害するような治療になってくれば，医師としてはいったん考え直してほしいと思うのは自然な心情だと思います。

　そうした視点から今回の事例を見てみると，基本的には医学的なエビデンスもあり，医師本人もリスクを上回る利益を見込んでいるのだろうと思いますし，経済的にもこれによって生活が成り立たないほど困窮してしまう，という状況ではないように見受けられます。もしそうであるなら，患者さんの「希望」を支える，という方向での助言に大きな問題があるようには思いません。そもそも直観的には，この時点でこの患者さんにprepare for the worstの話題を振ろうとしても，うまくいくようには思えないからです。

　ただし，ここで重要なのは，この事例ではあくまでも森田さんが「この患者さんの治療選択に対して応援してもよいかも，と思っている」という前提があることです。これもしばしばお話しするのですが，こうした一般的ではない治療に対して，医師はいかなる場合も対応しなければいけない，という義務はないと思うのです。例えば丸山ワクチンひとつとっても，がん治療薬の開発に強いコミットメントのある医師であれば，自身の価値観に基づき，「自分は絶対に関わりたくない」と思うかもしれません。その意味で，この手の一般的ではない医療については，医師には良心的拒否権のようなものはあり，あくまでも自分が応援したいと思える範囲で応援する，ということでよいのだと思います（もちろん，どの範囲を一般的と考えるか，という線引きは現実には難しいこともありますが）。

　繰り返しになりますが，その判断の軸は，利益が害を上回るといえるかどうか，という最終的には極めて個別的な判断になってくると思います。少なくとも，もはや治療介入が患者にとって「毒」でしかない，ということになれば医師としては止める，というのは当然でしょ

う（もっとも，この判断自体も価値判断を含むので，最終的には患者
とのすり合わせは必要になりますけれど）。その意味では，この患者
さんにもいずれそのときが来るのだと思います。

## ◉───何のために最悪に備えるのか

　次にprepare for the worstに本人の意識を向けるべきか，という点
を考えてみたいと思います。結論から言えば，私はこの事例では今の
ところその必要性がよくわからない，ということになります。これま
での本人の成功経験や性格，今回試そうとしている治療法の性質を総
合的に考慮した場合，積極的治療に前のめりになる，という選択は大
いにありそうです。そこに本人が希望を見出している以上，他の話は
なかなか耳には入ってこなそうですし，そもそも無理にそうした話題
を振ることで患者との信頼関係を壊しかねないような気もします。む
しろ，もう少し先に必ず必要になる，積極的治療がすっかり手詰まり
になり，本当に本人に害を与えかねないような治療に手を出すかどう
か，という瀬戸際の際に，ちゃんと相談してもらえる関係を維持する
ことのほうが重要なのではないでしょうか。

　ただし，もしこの時点で何か理由があり，prepare for the worstに
意識を向けてもらう必要があるなら，それはもちろんそうした方向に
もっていくことも否定はしません。例えばですが，現時点でどうして
も人工呼吸器や人工的水分・栄養補給法などの具体的な生命維持治療
の選択について事前に話をしておかなければならない，とか，そうい
う事情がある場合です。この点で，今回の事例のなかには，そうした
具体的な選択が必要なこと，というのは書かれていなかったように思
います。ですので，繰り返しになりますが，もしそうした話し合いが
この時点で必要なら，慎重に，しかし躊躇なくprepare for the worst
に意識を向けてもらう，という実践は必要だろう，というのが私の一
応の結論です。

緩和ケア

unproven medicineに関して医師がどのくらい関わるかは，絶対に関わらないといけないという義務ではないものの，患者にとっての利益と害を考えて関わることも倫理的に理解できる，という見解にとりあえずほっとしました。病院では，「変なこと言い出したぞ」とちょっと白い目で見られることがあるので（笑）。

unproven medicineと呼ばれるまでの歴史的な経過は，個人的には興味深くて，30年前は相談される内容は「民間療法」とイメージが一致するもので，枇杷の葉を温めて貼るとか，プロポリスはどうかアガリクスはどうかフコイダンはどうかという感じでした。ほどなく，「代替治療」と呼ばれるようになるとゲルソン療法，玄米食，コーヒー浣腸，サイモントン療法など「治療」「療法」に寄ったものが多くなったように思います。最近では，未承認薬の治療，保険適用外の抗がん治療，塞栓治療など現代医学を適用できるのかという話が多くなり，これを代替療法と呼ぶのは無理があるので，unproven medicine（まだいいかどうかわからない治療）のほうがすっきりと入ってきますね。今のように抗がん治療のガイドラインが明確でなかった，僕が研修医のころは，効くか効かないかわからない（現代の医学的には，害しかないというのでしょう）少量の抗がん剤の点滴を受けながら，ホスピスに入院している人もいました。今のがん治療の主流としては，標準治療がなくなると治療としては患者さんに提案できない，そうすると，患者さん側の何かしてほしいという需要に応えるところがない，そして（詐欺のような）リンパ球療法もなくならない……そう考えると，昔のほうが（患者さんにとっては）良かったのかもと思うこともあります。

時代によっても治療のバリエーションは変わっていくでしょうが，倫理的な考え方は変わらないでしょうから，unproven medicineに関して医師は，患者にとっての利益と害を見て，するべき義務を負うわ

けではない範囲で関わってもよいというふうに認識しました。

prepare (for the worst) のほうについては，「無理に先々の話題を振ることで患者との信頼関係を壊しかねないので，今後の本当に瀬戸際の際にちゃんと相談してもらえる関係を維持することのほうが重要」というのは，田代さんらしくスパッとしてて気持ちいいですね。確かに，意識しているわけではないですが，患者さんの気持ちに沿わない形で「もしものこと」を話しても，そこに関心が向いていないので，話題として不適切なことがよくあります。

思い出したのですが，2007年ごろ，「市民に緩和ケアを普及させるにはどうしたらいいか」について電通の人と話したら，何をふざけたことを言っているのかという表情をされたことがありました。聞いてみると，広告業界では，車を買いたいと思っていない人にいくら個別の車のCMを見せても何の記憶も残らないのは当たり前ということを話していました。自分がやった小規模な研究で，外来の誰もかれも通るメイン通り，外来化学療法室，腫瘍センターの談話室，ホスピス外来の待合室の4か所に緩和ケアに関する情報の冊子を置いて，1日にそこを通る人と冊子を持っていく人の数を数えるという調査をやったことがあります（**図2**）[2]。当たり前かもしれませんが，人通りの多

図2 | **設置場所によるパンレットの「持ち帰り数」の調査**

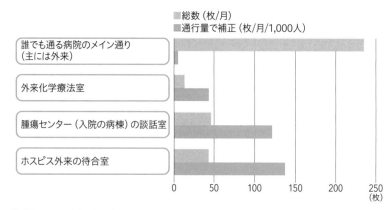

〔赤澤輝和，川崎由実，森田達也，他：緩和ケアの啓発用冊子を病院内のどこに置いたらよいか？ 緩和ケア，21(2): 221-5, 2011より図を作成〕

　│ Part II │ 患者の希望が医療者の考える最善と異なるとき

い外来のメイン通りで一番冊子はなくなりますが，通行人の数で補正すると，外来のメイン通り＜外来化学療法室＜腫瘍センターの談話室＜ホスピス外来の待合室の順に「お持ち帰り率」が高くなっていました。啓発という視点では，広く薄い啓発は（意味がないとまではいえないかもしれませんが，少なくとも）効率的ではなく，情報が必要そうな人のいるところにしっかりと情報を置くということが重要だと実感した経験があります。個人の単位では少し違うかもしれませんが，いずれも「今，そのことに関してアンテナが立っているかどうか」が大事ということですね。

　一緒に組んでいるベテランの看護師さんは，prepareの話題に入るときのことを「患者のペースに合わせる!! タイミングは逃さない!!!」という言い方をします（!のところに意気込みがある）。感情のことだから，こちらで主導するのではなくて患者の心に届くときをじっと待っている感じ，聞かれたときにはここだ! と逃さないという感じだと思います。この「待っている」という感じが苦手な医療者は多いと思うのですが，田代さんが言ってくれたみたいに，「先々必要になる（かもしれない）ときに備えて，信頼関係をつくっている」と考えると，「待ち」の苦手な医療者（特に医者）には良さそうだなと思いました。

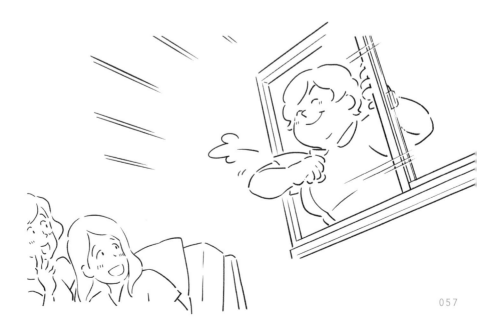

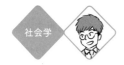

　だんだんと「治療」「療法」に寄ったunproven medicineが多くなってきている，というのは非常に興味深いですね。それはある意味，かつては近代医療とは異なる価値観による「癒し」を提供する選択肢でもあった代替医療的なものが，徐々に近代医療と一体化しつつある（あるいは近代医療的な価値観に寄ってきている）ということなのかもしれません。

　さて，それで改めてこの事例を少し引いた視点から考えてみたいのですが，そもそもアサヒ先生の違和感というのは，この患者にとっての利益や害といった問題ではなく，緩和ケア医のアイデンティティに関する葛藤なのではないでしょうか。未承認薬の臨床使用や民間療法の相談に乗るよりも，prepare for the worstに意識を向けてもらうことこそが緩和ケアの実践だ，という意識といってもよいかもしれません。

◉───「冷却」の装置としての緩和ケア

　それで思い出したのが，E. Goffmanというアメリカの社会学者による「冷却者（cooler）」についての議論です[3]。Goffmanが取り上げたのは，詐欺師が被害者の側に仲間のサクラを仕込み，詐欺にあったことを慰める役割を果たさせる，という事例です。要は被害者をそのままにしておくと警察に通報したり，自分に対する悪い評判を立てたりするので，それを防ぐために，「なだめ役」を前もって用意しておくというのです。それで，サクラが「この程度で良かった」とか，「運が悪かった」とか慰めることで，被害者の怒りが「冷却（cooling-out）」され，ある意味では自発的に「泣き寝入り」に至る，というのがGoffmanの整理で，このなだめ役のことを「冷却者（cooler）」と呼びました（なお，Goffmanという社会学者はたいそうな皮肉屋なので，そういうニュアンスでこの話を聞いていただければと思います）。

　この議論にヒントを得て、入試や昇進といった私たちの社会の競争のシステムにおける、失敗や挫折の処理の形式を包括的に説明する図式を考え出したのが、教育社会学者の竹内洋です。彼は私たちの社会が絶え間ない競争に人々を駆り立てる一方で、大量の「敗者」を生み出し続けるシステムであり、その結果、様々な形で失敗を受容する仕組みが用意されてきた、と考えます。その1つが先ほどの「冷却」です。これはもともと自分が追いかけていたものとは別のところに価値を見出し、当初の競争からは降りる、という状態を意味します。これに対して竹内は同じく競争からは降りるけれど、もともとの価値観は保持したままで、いわば目標を切り下げて妥協することを「縮小（cooling-down）」と呼びました（要は、出世競争であれば、社長にはなれなかったが部長にはなれたからそれで良かった、と自分を納得させるような感じですね）。同様に、失敗しても競争から降りないパターンも2つに区別されており、同じ挑戦を続ける場合が「再加熱（rewarming-up）」、別の目的を立てて挑戦を継続する場合が「代替的加熱（warming-in）」と呼ばれています（**図3**）[4]。

図3 | **失敗への適応類型**

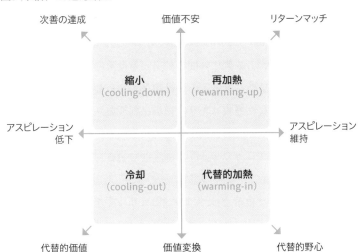

〔竹内 洋：日本のメリトクラシー──構造と心性［増補版］．p.77，東京大学出版会，2016〕

それで，すでにお気づきだと思いますが，この4パターンは医療に
おいて患者の積極的治療が難しくなってきた場合に取りえる選択肢の
説明にもなっています。一番わかりやすいのは，例えば，抗がん剤治
療がうまくいかなかった場合に放射線治療に切り替えるとか，標準治
療が尽きたところで治験や臨床試験に挑戦する，といったのが「再加
熱」に該当します（「最後までがんと闘う」）。また，ここで近代医療的
な選択肢ではなく，別の価値体系を持つ代替医療的なものにコミット
する場合には，「代替的加熱」に該当するでしょう（ただし，このなか
には延命や治癒を目標とするものも含まれるので，「再加熱」との区別
は曖昧かもしれません）。

　これに対して，治療への「（再）加熱」ではなく，むしろQOLを軸に
据え，治療医学への期待は後景に退く，という場合もあります。緩和
ケアが主に担ってきたのはこちらの役割でしょう。特に，緩和ケアの
専門家が，ホスピスでの生活を「新しい人生を生き直す」というよう
な言い方をする場合には，価値観の転換を強調しているという点で，
典型的な「冷却」の仕組みに該当すると思います。それはある意味，
治療へと駆り立てる傾向を強く持っている近代医療のなかで，オルタ
ナティブを示すものでもありました。

　実際，この点に関連して，そもそも今の社会では，医療に限らず失
敗や挫折に対して「もっとがんばれ」とか「お前の努力が足りない」と
かいった形で，「加熱」ばかりが行われているのではないか，とも指摘
されています。要は私たちの感情や欲望を高ぶらせて，ひたすら挑戦
に向かわせるような価値観ばかりが世に溢れており，そういったもの
を鎮め，どうにもならない現実を受け入れるために役立つ考え方がほ
とんどない，ということです。例えば，社会学者でもあり僧侶でもあ
る大村英昭は，後者を「鎮めの文化装置」と呼び，宗教にはそういう
役割が期待されている，と説きます（例えば「諦念」という考え方は
その1つです）。さらに大村は，近代医療もまた「煽る側」に大きく傾
き，鎮める役割を欠いたままではないか，と述べています[5]。

とくに明治維新以降，近代化をいそぐあまり，我が国の公的
制度が，あげて煽る側のストーリーを充実させてきたことは大
筋で認められよう。経済・軍事面の膨脹主義，教育・生活面で
の競争主義，そして医療面の延命技術化など，いずれでみても，
煽り，おだてる機構は整えているが，鎮めることの意義はまる
で忘れられている。医療方面に限ってみても，癒し（healing）の
精神はどこかへ置き忘れ，むしろ人々を死に切れなくさせるよ
うな技術ばかりに，憂き身をやつす始末である。いま頃になって，
やれホスピスだターミナル・ケアだと騒ぐようになったが，欧
米病院のチャプレン制度に感心するまでもなく，我が国にも，古
来，癒す施設なり考え方はいくらもあったはず。要は，「手当て」
とか「看とり」という言葉の，本来の意味すら忘れさせるほどに，
日本の近代医療が煽りサイド一辺倒の合理化を押し進めてきた
ということだろう[6]。

　どうにもならない現実の究極の形が「死」であることを考えれば，
私たちの社会には「もっと生きたい」という欲望を鎮めてくれる文化
もまた必要なのだ，というのは今も変わらないところがあります。お
そらく，緩和ケア医のアイデンティティをprepare for the worstに見
出す，というのはこうした役割を緩和ケアが医療のなかで担ってきた
のだ，という自負とも関係しているのではないでしょうか。
　ただ，上記の大村の文章が書かれたのは1990年代のことであり，
その後，緩和ケアの役割を含めて，様々に状況は変わりました。もち
ろん片方では，相変わらず私たちの「不老不死」への欲望を煽る文化
が医療のなかでは支配的です。ある種の代替医療が「治療」や「療法」
へとシフトしてきたのは，この傾向がさらに進んだことの表れなのか
もしれません。ですから，今なお緩和ケアには，「もっと長く生きた
い」という願いを追求する以外にも大切なことがあると示す役割が期
待されているのだと思います。ただその一方で，「加熱」や「冷却」を
繰り返しながら困難な道のりを歩んでいる一人ひとりの患者の目線か

らすれば，自分の選択を「全体として」支えてくれていることを医療者に期待していることも事実だと思います。その意味で，私としては現代の緩和ケア医は「冷却」にだけ強いアイデンティティを持たなくてもよいのではないか，とも考えます。

緩和ケア

さすが社会学者の田代さん！　むっちゃ本格的な俯瞰ですねぇ。筆者が「研究」をし始めたときに，"role of resignation: resignation has a positive feature beyond giving-up" とかいうタイトルで，日本語であきらめる（諦める）というのは（真理を）明らかにするという意味もあって，アジア圏の文脈では単純にギブアップするのとは違って，肯定的な意味があるという論文（症例をもとにした論考）をPsycho-Oncologyという雑誌に投稿したことがあります。結論を裏づけるデータが十分とはいえないといってrejectになりましたが，発想自体は東洋の神秘みたいに思われるのか，関心を持たれていました。「感情や欲望を高ぶらせて，ひたすら挑戦に向かわせるような価値観ばかりが世に溢れており，どうにもならない現実を受け入れるために役立つ考え方がほとんどない」ところに，現代を生きる僕たちの（患者も医療者も）苦しみがあると思います。

　緩和ケアをしていると余計に思うことなのかもしれませんが，命は本来的に，ずっと生きていたい，大事な人と別れたくない，この愛着のある世界から離れたくないと思って，倒れても立ち上がろう，倒れても立ち上がろうとするものだと思います。緩和ケアでは，例えば，W. Dugglebyが希望（hope）の文脈で，eternal lifeの希望は人間には当たり前のものだとたびたび指摘しています。そして，命に限らず，どんなに努力してもすべてが達成できるわけではないことが世の現実ですから，達成できなかったとしても肯定的な意味を持たせる装置がもともとは医療の外に多くあった，しかし，その装置がなくなってきているとともに，社会全体も敗北を許さない方向に大きく傾いている

という指摘だと思います。緩和ケアの現場からもほんとだよなぁ……と思いますが，現代社会に住む一員として，別にいつもいつも競争しなくても分け合うことによる幸せみたいなのも行動規範になればいいのに……と思う今日このごろ。

## ◉──── まとめ（図4）

この事例では，それはそうだろうと本当に頷ける理由から治療を希望する患者と家族からunproven medicineに関する相談をされたとき，緩和ケアでどのように対応するべきなのかを検討しました。

緩和ケアの視点からは，患者の治療を受けたいという希望は当たり前なので，否定しないで感情を支えることをまずは大前提として，unproven medicineに関する個々の心配に対応することが支えになるだろうという見解を示しました。prepare for the worst, hope for the bestが頭に浮かぶとprepareをしなければ！　と思いがちなのですが，そもそも患者の心の準備のないときに有効なprepareはできないので，無理にわからせようとしなくてよいことの重要性を指摘しました。

生命倫理の考えからは，unproven medicineへの関わり方は本人にとっての利益と害のバランスで考えて，害より（治療効果に精神的なことも含めて）利益が勝ると考えるなら関わることはよい，と整理されました。prepareについても，病状悪化の話をしなくても「今，信頼関係を築いている」と考えればよい，とスパッと言われると，あーよかったと思うところです。

社会学的な視点で，冷却の役割を緩和ケアとつなげ，代替的加熱をunproven medicineとつなげて説明しました。今回の事例でいうと，治癒ではなく，毎日が幸せに過ごせたとかそういう目的に変更すること──もっと極端に言ってしまえば，治らなくてもいい，○○であれば，という気持ちになるための社会的な装置が本来あったがとても弱くなっていること，緩和ケアはもともと医療における冷却の役割を担おうとしていた，と説明されました。緩和ケアから見ると，自分は冷却の役割をするのかなと思って登場するけれど，患者さんから代替的

## 図4 効果の限られる治療を追い求める患者にどう助言するか
### ——俯瞰してみる

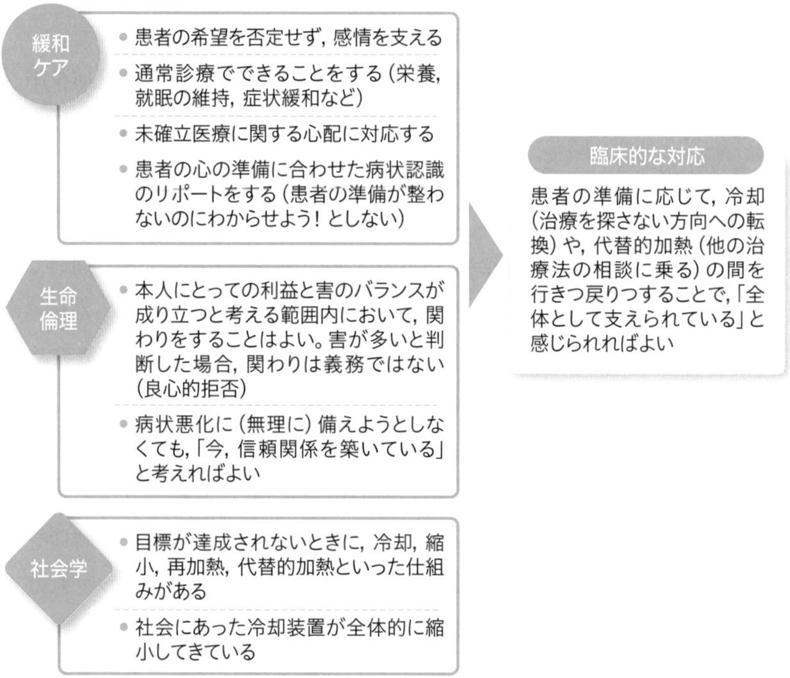

**緩和ケア**
- 患者の希望を否定せず，感情を支える
- 通常診療でできることをする（栄養，就眠の維持，症状緩和など）
- 未確立医療に関する心配に対応する
- 患者の心の準備に合わせた病状認識のリポートをする（患者の準備が整わないのにわからせよう！ としない）

**生命倫理**
- 本人にとっての利益と害のバランスが成り立つと考える範囲内において，関わりをすることはよい。害が多いと判断した場合，関わりは義務ではない（良心的拒否）
- 病状悪化に（無理に）備えようとしなくても，「今，信頼関係を築いている」と考えればよい

**社会学**
- 目標が達成されないときに，冷却，縮小，再加熱，代替的加熱といった仕組みがある
- 社会にあった冷却装置が全体的に縮小してきている

**臨床的な対応**
患者の準備に応じて，冷却（治療を探さない方向への転換）や，代替的加熱（他の治療法の相談に乗る）の間を行きつ戻りつすることで，「全体として支えられている」と感じられればよい

加熱に助言する役割を求められて不一致を感じるということです。それでも，患者さんから見れば冷却と代替的加熱を行ったり来たりして，それでもいつも相談に乗ってくれる，そういう存在であればいいのではという提案でした。

　緩和ケアだからprepareしなければいけない，unproven medicineだから正規の医療者は関わってはいけない——そうでもないあり方が患者さん目線では求められているのかなとまとめておきたいと思います。

Epilogue

「そういえば，いつかの，堀さん，その後どうされているんですか？」

——数か月後，アサヒ先生がはっと思い出したように聞いてきた。

堀さんはその後，治療薬をいくつか試したものの全身状態は悪化中で，何をするにもやっとこやっとこになってきている。それでも，できる治療をネットで探したりはしているが，「もう動けなくなっちゃったなぁ……」とつぶやくことがある。ちょっと別々に話をする機会があったので，ご主人に何か話したいことはないかと看護師から聞いてみたところ，「弱ってきたのが見ててわかる。今回こそは厳しいんじゃないかって思う気持ちも日々強くなってる。もし本当に最後になるのなら，僕と一緒にいるときに逝ってほしい，抱きしめててあげたいんだ」と言われたということだ。「先々起こること」を，起こっていないうちから想像して備えるのはとても難しい。ただ，「起こり始めたとき」には，必ず，身体でわかる，見てわかる時期が来る。この時期を逃してはいけないという気持ちで関わることが肝要だ——が，これは簡単には説明できない……。

「ん?? そうやなー。人間って生きるか死ぬかだけで生きてるわけじゃなくて，生きるも死ぬもごちゃまぜにしながら生きてるってことだろうなぁー」

「なんですか？ それ??」——アサヒ先生の質問に答えるのは1時間かかりそうだ。

**文献**

1) Shirado A, Morita T, Akazawa T, et al.: Both maintaining hope and preparing for death: effects of physicians' and nurses' behaviors from bereaved family members' perspectives. J Pain Symptom Manage, 45(5): 848-58, 2013.
2) 赤澤輝和，川崎由実，森田達也，他：緩和ケアの啓発用冊子を病院内のどこに置いたらよいか？ 緩和ケア，21(2): 221-5, 2011.
3) Goffman E: On cooling the mark out: some aspects of adaptation to failure. Psychiatry, 15(4): 451-63, 1952.
4) 竹内 洋：日本のメリトクラシー——構造と心性［増補版］．pp.47-81，東京大学出版会，2016.
5) 大村英昭：現代社会と宗教——宗教意識の変容［叢書現代の宗教 1］．pp.81-112，岩波書店，1996.
6) 前掲書5），pp.94-5.

# 4

## 薬は使いたくないが痛みが強い患者に対して，医療者は鎮痛薬を勧めたほうがよいか

Vignette

「モリタ先生，いつも思うんですけど，NRS*って血圧みたいに140超えないように調節しようとか，何かはっきりした基準ってできないんですかねぇ。なんか曖昧すぎて，6でもこれでいいっていう人いるし，4でももっとなんとかしてくれって言う人いるし，あてにならないというか……」

*Numerical Rating Scale：痛みを0〜10の段階で客観的に評価するための指標

——アサヒ先生の質問はもっともで，NRSは個人間の比較には用いることができないことがよく知られていて，ある人が良しとするNRSの値と他の人とでは異なる。NRSの値でも人それぞれだが，そもそも，苦痛を取ってほしいと願う人の程度にも大きな差がある。

「NRSもそうなんだけど，そもそも，苦痛をどの程度取ってほしいかっていうのもかなり違うよね。アサヒ先生も，時々，絶対薬が嫌だっていう人，会うでしょ？」

「いらっしゃいますねぇ。意外と看護師さんとかに多い気がします」

「その人って，その後はどうなる？」

「う〜ん……私がみさせてもらった人たちは，そうはいっても最終的にはかなり痛かったり眠れなかったりすると，何かは使われる人が多かったかなぁ……何も使わなかったっていう人はいなかったと思います」

「僕は今までに数人，全く何も使わなかった人をみてるんだ」

「全くですか!! がんなのに!?」

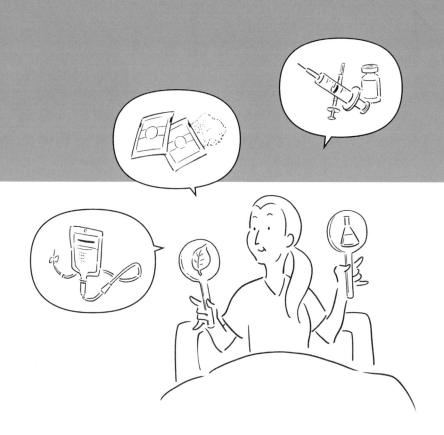

「そうそう」
「どこか痛かったり苦しかったりしますよね」
「うん，でも何も使わなかったねぇ……」

　モリタ先生の昔話。
「薬物は害なので何も使いたくありません。完全に自然な状態にな
れば苦しくないはずです」
──現代に生きる緩和ケア医にとってなかなか厳しい「最優先事項」
のある井本さん。肺がんで肋骨・胸膜に腫瘍があるので，痛みがあり，
夜も眠れない。うーーくうーーーってなっているけど，手でさすって
いるとなんとかしのげるようで，かたくなに薬は拒んでいる。

もともと「自然志向」で，食べるものはすべて自然界から調達した
もの，着る服も合成繊維のものはいっさい着ない暮らしを誇りに思っ
てきた。症状があったから医師の診察は受けたが，X線検査以外の検
査は受けなかったので，「おそらく肺がん」ということがX線検査でわ
かっている以外の情報はない。肋骨に触れてわかる膨らみがあって，
その周辺を痛がっている。骨転移だとして，ほぼ間違いなく，鎮痛剤
を飲むだけで痛みは和らいで眠れるはずだ——だけど，主義に反する
と言って口にはしない。「せめて，市販されているかぜ薬だからカロ
ナール®でも」と言っても，「いえいえ大丈夫です」「薬が嫌なら痛い場
所にアルコール打ったりすると痛みが減るけど」「いえいえ人工的な
ことであることに違いはないので大丈夫です。いろいろ思いついてい
ただいて申し訳ありませんが」……といった調子だ。

　「(そうだ！)漢方薬ならどうですか，芍薬甘草湯は痛み止めですが，
もともと自然のものですけど」

　「自然のものが薬になった時点で自然ではないのですよ……」

　——撃沈。

　医師としては，せっかく持っている技術なのでうまく使ってくれれ
ばとは思うが，あまり押し売りのようになっても「この人，私のこと
わかってないんじゃないかしら」とよけいに精神的につらくしそうな
ので，ほどほどでひっこめる日々。それでもだんだん症状が強くなっ
てくると，医者にいてもらうのは心強いらしく，

　「今日はすっごく痛くて，もしそんなこと変だっていうならいいん
ですけど，もしできることなら夜まで付き添ってもらうことはできま
すか？」

　「僕にですか？」

　「今日は娘が付き添うのですが，娘だけだと余計不安じゃないかと
思って……」

　「やりましょう」

　医師や看護師というのはもともと「何かしてほしい」——「よしそ
れやりましょう」を求めている人種であるようで，頼まれると意欲が

上がる。

「モリタ先生，年いってる分だけ，それなりにいろんな経験してますねぇ……」
「そりゃあ，それなりにいろいろあって，今に至るわけよ」
──さて，モリタ先生はこの後どうしたでしょうか。

緩和ケア

このVignetteは極端な事例ですが，テーマは，「見た感じ苦しそうだけど，苦痛を取ってほしくないという患者の希望はそのままでいいのか」といったようなことです。状況としては，患者さんの意識がしっかりしていてちゃんと相談できるときは，それでもまだ悩みが少ないのですが，病状が進行して意識が混濁してきたときにどうしたらいいかは，かなり悩ましいところです。

緩和ケアの定石としては，患者さんの意識がしっかりしているときは，「どうして今くらいの痛み（苦痛）でいいか」を聞くのが最初の入り口になります（**図5**）。患者さんが緩和治療を希望しない理由はいろいろですが，臨床経験でも研究上も多そうなのが，楽になることを

図5 | **苦痛を今以上取ってほしくないと希望する患者への対応**

- 理由（患者にとってみたらの気持ち）から考える
- 選択肢を提示する
- 時間を限って再度確認する（一度で決めつけない）

- 死を予期させる
- 過去の経験
- 誤解
- より優先したいこととのトレードオフ
- 人生観
- 価値観

強調することで死を予期させる，過去の経験，誤解，より優先したいこととのトレードオフなどです。

　楽になることを強調することで死を予期させる，というのは，「麻薬についての誤解があるから説明すれば患者は内服する——という単純な問題ではない」ことを示したG.W. Hanksらの丁寧な質的研究が有名です[7]。「使ったら楽に（comfortableに）なりますよ」と医療者が言えば言うほど，「楽に最期を迎えればよい」と言われているような気がして嫌な感じがする，というものです。痛みがあるときでも，ただ楽になりさえすればいいというものではなく，痛みのためにできない○○ができるようになるといった，生きるためにできることをするために薬を使う，という視点が大事だと指摘しています。論文のタイトルが，症状緩和は生きるためのものなのか，穏やかに最期を迎えるものなのか？（symptom control for the living or comfort for the dying?）と，やや刺激的なところもセンスを感じます。

　過去の経験というのは，例えば，自分が家族として親をみていたときに，「苦痛を取るためにオピオイドを使いますが，使ったら意識がなくなりますよ」と説明を受けて，使ってもらったら実際に意識がなくなった，自分は（まだ）そうはなりたくないといった類いのことが多いです。この場合は，たいていの場合，そのときの状態と今の状態とが異なっているので，状態が違うからそんなことにはなりませんよというお話をすると，「ああそうですか」とわかってくださる場合がほとんどです。

　誤解というのも似た感じで，漠然と，または，過去の体験から緩和治療に使う薬物はよくないと思っている場合は，ひととおり説明して，「都合が悪いことが起きたらやめてもよい」ことを条件とすることでかえって使いやすくなるようです。特に麻薬は使い出すと使い続けなければならないと思う人が多いのでしょうね。「使い出したらやめないでくださいね」というよりも，「あ，使っても身体に合わなければやめていいです」と説明されるほうがかえって内服するハードルが下がるというのも，逆説的で興味深いところで，これも先に紹介した

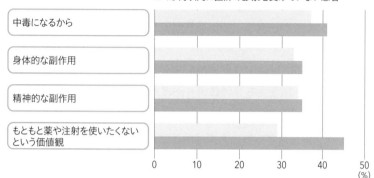

図6│オピオイドの増量を希望しない理由

☐ 1か月以内に医師の診察を受けた患者
■ 1か月以内に医師の診察を受けていない患者

- 中毒になるから
- 身体的な副作用
- 精神的な副作用
- もともと薬や注射を使いたくないという価値観

〔Weiss SC, Emanuel LL, Fairclough DL, et al.: Understanding the experience of pain in terminally ill patients. Lancet, 357(9265): 1311-5, 2001より図を作成〕

Hanksらの質的研究でも指摘されています[1]。

　より優先したいこととのトレードオフは少しやっかいですが，鎮痛薬を飲むと便秘になってそのほうが苦しい，鎮痛薬を飲むと食欲が減る感じになって栄養が摂れないと心配，鎮痛薬を飲むと眠気が増えてもっとはっきりしてないと社会生活が送れなくなる……といったことです。これらはトレードオフになっている悪い影響を減らすように工夫できます。「便秘になる」ならならないように，「食欲が落ちる」なら落ちないように，下剤，便秘予防薬，制吐剤，食欲亢進薬を加えたり，オピオイドを変更したりして対応します。薬以外の鎮痛オプションをとることも好まれることがあります。

　患者がオピオイドを増量しない理由を調べた古典的研究では，食欲がなくなる・便秘になる・気持ち悪いといった主に消化器系の身体的な副作用と，眠気が出る・思考がまとまらないといった精神系の副作用が（本当に薬のせいなのか病状の進行のせいなのかはわからないのですが，患者の認識として）オピオイドの増量をしない患者の理由として多く挙げられました（図6）[2]。

　さて，理由として一番なんともし難いというか，なんともしなくてもいいのかもしれませんが，人生観・価値観というのは医療者が悩む

ところです。例えば，事例の井本さんのように自然志向の人，苦痛は人間が生きていくうえで当たり前のもので取ってはいけないとする人，神様からの人生に対する罰だと考える人に対しては，「何かしてあげたい」緩和ケア関係者はジレンマをかかえるものかなと思います。先の研究でも，「薬をこれ以上使いたくない（not wanting to take more pills or injections）」という理由がかなり多いのですが，「どうして使いたくないのか」のところまでは掘り下げると，どういう価値観だったのかなぁ……と気になるところです（**図6**）。

　緩和ケアの視点からは，まずは前述のような対応をしていくのですが，その結果，意識がしっかりしている患者さん自身がこれ以上苦痛緩和はいいです，というときは，僕たちはそれをそのままにしていいものなのでしょうか。具体的には，そうはいっても（おせっかいとは思いつつも）より勧める方向に向けるか（対 そういう考えならいいだろうと思って現状を維持するか）という選択になるかなと思いますが，倫理的にはどう整理できるのでしょうか。

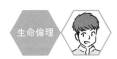

## ◉────「患者の利益」と「患者の意向」が対立するとき

　この事例も2番目の事例と同じく，微妙な問題なので私が直接相談を受けたことはないタイプの悩みですね。ただもし相談を受ければ，過去の経験や誤解は介入の余地がありますし，トレードオフは状況によって変化していくので今後の状況次第ですが，「人生観」は，それはそれで受け止めるしかない，と答えると思います。

　さてそれでは，ひとまずこの問題がどのような倫理的な対立軸を構成しているのか，という整理からしてみましょう。そうすると，ジレンマの構造自体はunproven medicineをどこまで許容すべきか，という3つ目の事例（治療をあきらめたくない患者のunproven medicine）と同じだということがわかります。つまり，本人の利益を最大化し，

害を最小化すべし、という倫理原則（与益・無危害）と本人の意向を尊重したいという倫理原則（自律尊重）との対立です。要は、先の事例では本人が希望しているけれど害が大きそうな場合にどうするか、今回の事例では本人は希望していないけれど利益が大きそうな場合にどうするか、という問題です（「そこまでやっていいのか問題」と「ここまでやらなくていいのか問題」）。

　ただ、この場合の本人の利益が「痛み」という究極的には主観的なものに関わるため、医療者が本人を説得して治療を受けさせる、という方向には行きにくい場面だと思います。これが同じ構造でも、治療を受けないことによって直ちに生命が脅かされる、という話になってくると、倫理コンサルテーションにかけてみようか、という話になりますが、本人が「痛みはこれ以上緩和しなくていい」と言っている場合にはそうはならないでしょう。とりわけ、それが本人の「人生観」による場合にはなおさらそうだと思います。

　またもう1つは、unproven medicineと違って、今回の患者の意向は「してほしくない」という意向である、という特徴があります。命に直結する治療拒否は大きな倫理的問題になりますが、そうではない場合には、むしろ「してほしい」という意向より「してほしくない」という意向のほうが強く尊重される場合があります。これは私たちの日常生活においても直観的には理解可能ですが、一般的には「積極的義務（誰かに利益をもたらす行為をする義務）」よりも「消極的義務（誰かの権利を侵害しないよう要求する義務）」のほうが強い義務だと考えられていることと関係しています。これは前者のほうが「何かをする」という意味でコストがかかる行為を他者に要求していることに加えて、後者の典型である「人に危害を加えないように」といった原則は誰でも受け入れることが可能なものと捉えられることが多いからです[3]。医療者からしても、「〇〇をしてほしい」というリクエストよりは「××だけはしてくれるな」という要求のほうが強く感じられるのではないでしょうか。

　以上の整理から見えてくるのは、この事例の場合、患者の意向のほ

うはそれなりに固く，かつ「してほしくない」という要望なので尊重すべきという意識がより強く働く一方で，「痛みの緩和」という利益については，本人の意向とは独立した客観的な医学的利益を認めにくい，という判断です。ですので，この事例だととりあえずこれ以上の深追いはしない，という態度がひとまずは妥当だ，ということになるように思います。

◉──医療者の「痛み」として

それで，ここまで一応は倫理的ジレンマとして扱ってきたのですが，正直言うと，この事例で「悩む」というのが私にはピンと来ていないところがあります。というのも，本人の価値観に基づいて，痛みの治療はもういいよ，と言っているなら，そりゃもういいよ，と思ってしまうからです。苦しみに積極的な意味を見出す，というのは様々な宗教の教えにも出てきますし，それについて究極的には他人がとやかく言うことはないだろう，というのが私の感覚です。むしろ大事なのは，何か介入することよりも，この患者がどんなふうに自分の病気や身体のことを理解しているのだろうか，とか，自然と人工の区別をどんなふうに引いているのだろうか，とかいう「理解」を深めていくことのほうだと思います。

その意味で，この事例に関する悩みは3つ目の事例以上に医師としてのアイデンティティに関わる問題なのだろう，と感じます。つまりは，目の前に苦しんでいる人がいて，その苦しみを軽減したり消したりする技術を持っている場合に，それを使わないこと自体に罪悪感を覚える，というようなことですね。この状況で手をこまねいている自分がつらい，といったらよいのか。

もしそうだとすれば，この場面では，自分の職業的アイデンティティの危機であることをまずはしっかりと認識したうえで，同僚からのサポートを受ける，といったことが一番大事なんだと思います。それこそ，表面的な意思表示だけではなく，治療を拒否している理由をちゃんと確認できているじゃないか，とか，治療以外でも本人の不安

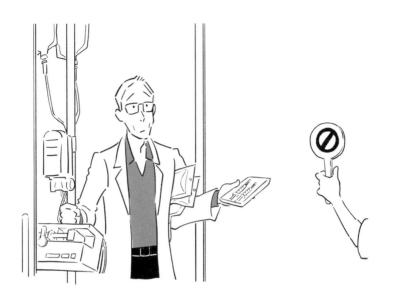

に対するケアはちゃんとできてるよね，とか。そういうことを指摘してもらって，自分は役立っていないわけじゃないし，本人の意向を大事にするという線でちゃんと胸を張れる医療をやっているんだ，と思えれば，この状況と付き合っていくこともできそうな気がします。

　というわけで，私のほうではこんなふうに整理してみたのですが，現場の感覚とはずれてしまっているでしょうか？　もちろん苦しがっている人を見ているのがつらい，という気持ちはわかるのですけれど，私のほうでは，なぜそこまでして（本人が希望していない）痛みの治療を追求するのか，というところがもっと知りたいような気もしました。

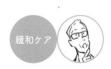
緩和ケア

「人生観は，それはそれで受け止めるしかない」と答える辺り，シャープな感じで，お！とますます目が覚める感じです（笑）。

　倫理の立場からは，与益・無危害原則（本人の利益を最大化し，害を最小化すべし：この場合は痛みを緩和したほうがよい）と，自律尊

重（本人の意向を尊重したい：この場合は鎮痛薬はいらないと言っているのだから投与しないほうがよい）の対立として整理して，「ここまでやらなくていいのか問題」として枠組みをつけてくれました。医療場面で悩む倫理的課題も，抽象度を上げていくと，与益・無危害原則と自律尊重の対立になることは多いのですね。何かいいことをしたい／害は与えたくない，という気持ちで臨床をしているときに，患者さんから，いいことにならなそうな／害になりそうなことを希望されて，いいのかな？ と立ち止まる装置があるという感じでしょうか。

　この事例では，患者にとっての利益も痛みの緩和という主観的なことであって，患者自身が判断したうえでこれ以上の痛みの緩和を求めない意思を明確に示していて，かつ，「受け止めるしかない」人生観らきたものであるならば，鎮痛の治療を行わないことは倫理的に妥当だろう（というか，悩みすぎじゃないか）という意見と理解しました。

　で，（自分はそうでもないほうなのですが，一般的に緩和ケアの臨床家は）「なぜそこまでして（本人が希望していない）痛みの治療を追求するのか」という田代さんの質問を考えてみると，2つの理由があるように思います。

　1つは，やはり自分の緩和ケア医としてのアイデンティティでしょうか。緩和ケアそのものの目的が（少なくとも表面的というか一般的には）「苦痛を和らげること」なので，苦痛を和らげるためにいる私がその手段を持っていて，しかも比較的簡単に提供できるのに，「しなくていいのかしら」から「しないなら私は何のためにいるのかしら」に発展していく感覚だと思います。態度に露骨に出る人はそう多くないと思いますが，「なんでこんなに言っているのに希望しないんだろう??」という怒りのような感情を持っているように見えることもありますね。田代さんも書いているように，薬物療法をするだけが緩和ケアではないという気持ちが増えてくれば，薬は使わなくても，（患者が希望するなら）さするとか，柔らかい毛布を敷いてみるとか，そういうことも緩和ケアだと思える人も多いと思います。さらにもう少し広がると，「今ここで『薬，薬』と勧めていくと，結局，あなたの価値

観は間違っているというメッセージを伝え続けるような感じになって，身体の痛みはともかく，自分が否定されるような精神的な苦痛が増えて，トータルの苦痛は増えるよな……」と思えれば，「鎮痛薬を使わないほうがトータルの苦痛は少ない！ という気づきというか境地に到達する人もそこそこいると思います。それでも，全体的には，患者さんのことを考えているようで，実は自分のアイデンティティから痛みの治療を追求している場面というのは，ありそうです。

　もう1つ，こちらは自分がより強く思うのですが，「本人が希望していない」ところが本当なのかどうか，確信が持てない場面が多いのではないか……。特に，付き合いがそう長くないと，その人のことを本当に（まがりなりにも）わかっているとはいい難いときも多いかなと思います。

　日常生活でいえば，鴨南蛮が抜群だという蕎麦屋に車で2時間かけて山道をくねくねと出かけて行ってやっとことさ着いたら，相方に「う～ん……なんかうどん食べたくなったから，天ぷらうどんにしとくわ」と言われたら，「え？ ほんとに？ 2時間かけて来たのに蕎麦じゃないの？ もう来れないかもしれないよ」くらいは聞くかもしれない。それでもうどんか蕎麦かの話なら，まあ相方ならそういうこともあるだろう，蕎麦でもうどんでもそんなに違いはないだろう，という気持ちになって，「本人の希望」をそんなには疑わないと思います。でも，そうよく知っているわけでもない患者さんの場合，ほんとなのか，患者さんのほうもがんで痛いというのは初めての経験で何か言い方が悪くてうまく伝わってないだけじゃないかしら，という思いがぬぐい切れない，そういえば今までもそうは言ってたけど薬使ってよかったって言った人のほうが最終的には多かったなぁ……そんなことが頭のなかにうずまいて，「患者の希望」に，え？ ほんとにfinal answer？ のように思うところが多そうです（古い……）。

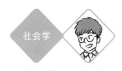

社会学

　なぜ痛みの治療を希望しないのか怒りを覚える，というのはなかなかに面白い反応ですね。ある意味，緩和ケアは従来の治療医学のオルタナティブとして誕生したという背景があり，そのなかでは必ずしも積極的な治療だけが医療ではない，ということを押し出してきたと思うのですが，こと痛みの治療に関してはそうではない，ということでしょうか。あるいは緩和ケアが「緩和医学」となり，メインストリームの医療のなかに組み込まれたがゆえに起きた変化だと考えるべきでしょうか。もし「何が何でも痛みのない状態に回復しなければならない」という思いに取りつかれているとすれば，それはある意味，「がんを除去するか小さくするかしなければ，あらゆる医療は意味がない」という発想と似通ってきているようにも思います。

　それはさておき，もう1つの「本人が希望していない」ことに確信が持てない，というのは本当にその通りですね。家族や友人でさえ，普段とは違う選択や希望を口にすれば，「本心は別のところにあるのでは？」「何か大きな誤解をしているのでは？」と勘繰りたくなるものです。ですので，もちろん限界はあるのでしょうが，医療者側が「なるほど，確かにそういう思考回路を辿ると，確かにこれは選ばない，ということになるのかも」と納得することはとても大事です。医療は共同行為である以上，関わっている一方がひどく我慢したり，ストレスのかかる状態にあったりすれば，決して質の高い医療やケアには結びつかないからです。ある意味，こういう納得によって医療者側にある不全感が多少なりとも小さくなれば，それは翻って患者の利益にもつながるのではないでしょうか。

　そうすると，井本さんの事例の場合，「自然志向」の生活とそれが今の自分の身体の症状や痛みとどんなふうにつながっているのか，その本人なりの説明をよく知ることがやはり重要になってきます。一見するとなかなか手ごわそうですが，でもどこかで「ああなるほど，そう

いうことなら今治療はしたくないよな」と腑に落ちるところが出てくるのではないか，とも思います。実際，私はいろいろな患者の病気の体験談をインタビュー調査という形で聞いてきたのですが，一見支離滅裂に見える話が，最終的にはそこにある種の合理性（物語としての「まとまり」や「つながり」といってもよいのですが）が宿っていることにいつも気づかされます。

◉ ── 医師と患者　それぞれの「説明モデル」

さて，このことを考えるうえで参考になるのが，精神科医であり医療人類学者であるA. Kleinmanが提案した「説明モデル（EM: explanatory model）」という概念です。ちなみに，この概念は日本の医学教育では「解釈モデル」と訳されて広く使われているのですが，そう訳した場合には，どうも「患者の話をよく聞く」という文脈で使われることが多く，本来の使用法からは遠ざかってしまっています[4]。というのも，Kleinmanのいう「説明モデル」とは，患者・家族に限らず，医療者を含めて「臨床過程に関わる人すべてがそれぞれに抱いている病気エピソードとその治療についての考え」のことだからです[5]。つまり，医療現場では患者・家族と医療者はそれぞれ異なる仕方で病気を捉えており，それらが相互に影響し合っていますよ，というのがこの概念のポイントです。なので，臨床実習前OSCEで「解釈モデル」を勉強した医学生には，患者側にだけではなく，自分自身にも特定の病気の理解の仕方があって，そのクセは意識してくださいね，と伝えたいと思います（それこそ先ほど出てきた，痛みは治療して当たり前，という理解の仕方はこうした緩和医療側の説明モデルの典型だと思います）。

Kleinmanによれば，医療者の説明モデルは，①病気の原因，②発病の経過，③病態生理，④病気の経過と重症度，⑤治療法という5つの側面から病気についての説明を与えます。これに対して患者・家族側の説明モデルは多様性に富んでおり，変化しやすく，個人的・文化的な要因から強い影響を受ける，とされています。要は，標準化され

た教育のもとで育てられた医療者はみな同じような視点から病気を説明しようとするのに対して，患者・家族のほうはその人生の多様性に応じて多様な説明を試みる，ということですね（言われてみれば当たり前ではありますが）。

　それで医療人類学者のC. G. Helmanは，こうした捉えにくい患者・家族の説明モデルを理解する際には，病気になったときに人々がどのように自問自答しているのかを知ることが有効だ，と指摘しています[6]。それは具体的には以下の7項目です。

1. **何が起こったのか**：ここには，症状を認識できるパターンに落とし込みそれに名前を与えることが含まれる。
2. **なぜそれが起こったのか**：ここでは病因論やその状態になった原因が説明される。
3. **それがなぜ自分に起こったのか**：これは患者の行動，パーソナリティといった患者の個人的な部分と病いを結びつけようとする質問である。
4. **なぜ今なのか**：これは，急性か慢性かといった病いの発症の仕方，またそのタイミングに関係する。
5. **もし何もしなかったら自分はどうなるのか**：これはどう病気が進行していくか，その結果，予後や危険についてである。
6. **もし何もしなかったら家族や友人など他の人たちにどんな影響があるか**：これは収入や仕事がなくなることや家族関係の緊張を含む。
7. **自分はどうすべきか**：または誰に助けを求めるべきか。自己治療や，友人，家族に相談する，医師にかかるなど，その症状を治療する戦略を含む。

　これらの項目を見ていくと気づくのですが，これって要は病気の当事者であれば誰しも考えるようなことなんですね。ただ，ある意味第三者として関わる医療者にとって必ずしも「説明」が必要ではないこ

とも含まれているのは確かです（「なぜ私が」「なぜ今」とか）。それに，そもそも当事者からすると，7．にあるように，この問題について医療者に助けを求めるべきかどうか，という判断があるのですが，医療者からすればある一定の問題はすべて自分の管轄権のなかの問題だ，という判断があります。緩和ケア病棟での痛みはその典型なのかもしれません（痛みを緩和するために入っているんだから，自分を頼ってしかるべき，というのは確かにその通りなのですけれど）。

それで，通常医療者が行っているのは，医療者の医学的な説明モデルと患者固有の説明モデルの間でどうにか妥協点を探る，ということで，おそらく多くの問題はここでクリアされるのだと思います（ちょっとどこかでどうにか重い扉が開かないかな，という試行錯誤）。それが井本さんの事例のように，いっさいの妥協を許さないような説明モデルを患者が持っているとなかなか前に進まない，ということが起きるのでしょう。とはいえ，すでに指摘したように両者の説明モデルは常に相互に影響を与えていますし，患者・家族の説明モデルは変化しやすいものでもあります。実際，一見妥協を許さないような宗教的信念であっても，状態の変化に応じて本人の理解は変わっていったりするものです。だとすれば，その変化をゆっくりと見定めながら，いつでも新たなすり合わせができるように，相手の説明モデルをよく理解しておく，というのがやはり大事な気がします。

井本さんの事例でも，少なくとも入院・通院したり，医療者に付き添いを求めたりする時点で，幾分かその交渉に開かれている，と見るのは邪推が過ぎるでしょうか。

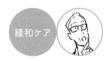

緩和ケア

30年ほど前は「がんは治療するのが当たり前」「死にそうなら治療するのが当たり前」だったころに，「あれ？ そうでもない（がんの治療も終末期の医学介入も希望しない）人はいるよね……絶対にやらないというわけでもないよね？」という気持ちで始まったはずの緩和ケア

が，だんだんと医学のメインストリームに入ってくることで，「痛みはなくするのが当たり前」「痛みは治療するのが当たり前」になっているなら，同じ道を辿っているのでは？ と社会学者田代さん（本業）に切り込みをもらいました。ほんとですねぇ……。医療関係者だけのことなのか，人間一般に当てはまることなのかわかりませんが……。寿司屋なら「寿司屋に来たなら寿司が大好きで来るんだろう」，大盛りが売りのカレー屋に来たら「もちろん大盛りねらいに来たんだろう」という感じでしょうか。生もの苦手なんだけど来週大事な接待があるから慣らしておくか，量は食べられないんだけどこのスパイスなかなか気に入ってて……だと思ったとしてもお店の人からはわかってもらえなさそうです。人間の業の深さを感じるとともに，緩和ケアの臨床家としては，「がん治療して当たり前」と「痛み治療して当たり前」が同じになってないかなと内省する必要があるよなと思いました。

　後半，説明モデルの出自から，病気の捉え方は患者側と医療者側とで形づくられる多様性があることを指摘してもらいました。特に，今回の事例で関わるところというと，「自分はどうすべきか」のところで，「誰に助けを求めるべきか。自分で治療してみるか，友人，家族に相談するか，医師にかかるか……」は患者の考えることだという当たり前といえば当たり前のことでしょうが，ついつい意識してないと忘れちゃうところです。がんだと特に，入院や少なくとも通院など医療のなかにいるわけですが，そうすると，「病院にかかってるんだから〇〇は治療する希望なんだろう」という全体が成り立つように見える（勘違いする？）ことが多いのかなと思います。

　私事ですが，以前トウモロコシをかじろうと大口開けたときに急にガキって左顎関節がいって，痛みで口が開かなくなりました。医学教育だと口腔のことはほとんど習わず，顎関節は苦手領域です。「自分はどうすべきか」で出動した僕の戦略は，ネットをググる，仲のいい歯科の友人にメールする，までで，頭に浮かんだけど実行に至らなかったのが，あまりよく知らない同じ病院の耳鼻科医に相談する，診察を受ける，自前で顎関節のMRIを撮る，前にかかっていた歯科にか

かる，ネットで調べた顎関節に強そうな歯科にかかる……でした。結果的には，歯科の友人の大枠のアドバイスと，あとはググった情報をもとに「自分で治療する」選択をとっています。もし受診するとしたら，マウスピースを作ることが多いようなのですが，不眠症でそんなものつけるとますます眠れなくなりそうなのでマウスピースはいらない！（つけられない！）と思っているのですが，もし歯科を受診したら「もちろんマウスピースは作って帰るだろう」という扱いになり，「いえそれはちょっと……」と言うと，「あんた，何しに来たの？」という雰囲気になるのだろうなぁ……と思うところです。

患者の希望が大事，患者の意思が大事，といっている緩和ケア領域でも，こと自分のアイデンティティに近くなる部分については，患者から見た「自分に今，期待される役割」というのがすっとばされてしまうことがあるんでしょうね。

◎───まとめ（図7）

この事例は「痛みがあるけど，自然志向という価値観のために鎮痛の治療は希望しない」患者に対して，「すれば効果がある簡便な方法を知っているのに，説得まではしなくていいのかな，あまり言うと価値観を否定している感じになるけど，言わないでもし何か勘違いしてるなら，もったいないな」という辺りの葛藤のお話です。

緩和ケアとしてまずは，「どうして今の苦痛のままでいいのか（治療を希望しないのか）を理解する」ことが第一歩で，特に，薬物に関する単純な誤解，過去に近親者と死別したときの実際にあった（誤解ではない）体験，鎮痛治療の副作用とのトレードオフ，そして，人生観があります。何が理由であっても，理由に応じた対応をして，選択肢を提示しながら，時間を限って再度確認する（一度で決めつけない）といった辺りが妥当な対応ではあるだろうと述べました。

生命倫理学的には，想定される利益や害と，患者の自己決定（自律）の対立であると解釈されますが，一般的な治療と違って得られる利益や害が患者自身が評価する痛みである点から，判断基準は患者が

**緩和ケア**
- どうして今の苦痛のままでいいのか（治療を希望しないのか）を理解する（誤解，過去の体験，トレードオフ，人生観）
- 選択肢を提示する
- 時間を限って再度確認する（一度で決めつけない）

**生命倫理**
- 本人にとっての利益と害のバランスが成り立つと考える範囲内において，治療しないことはよい。利益と害の判断が患者自身の判断する苦痛であるから，患者の意思に従う方向でよい
- 「してほしくない」希望は，「してほしい」希望より重く捉えられることが多い

**社会学**
- 患者は，自分の視点から病気にどう対応するかを考えるものであり，医学治療を受けるのは対応の仕方の1つに過ぎない（説明モデル）

**臨床的な対応**
- 治療を希望しない理由を理解する過程で，人生観らしいとわかれば，鎮痛治療以外で患者の望むことに応じていけばよい
- 時間の経過で（痛みが非常に強くなるなど），鎮痛治療を求められたら応じていく

どう思っているかにより傾くのが普通だろうとのまとめをもらいました。結論的には，本人にとっての利益と害のバランスが成り立つと考える範囲内において，治療しないことは倫理的に妥当である，ということになります。

　社会学の観点からは，患者は自分の視点から病気にどう対応するかを考えるものであり，医学治療を受けるのは対応の仕方の1つに過ぎないとの俯瞰があり，入院しているからといって患者がすべての治療を医療者に求めているわけでもなく，ここは自分で対応する，ここは医療以外の方法で対応するというふうに考えるものだとの見解をもらいました。

　まとめると，治療を希望しない理由を理解する過程で，その根底に

あるのが人生観らしいとわかれば，希望しない治療を説得してまで行うことはなく，鎮痛治療以外で患者の望むことに応じていけばよい，ということになります。ただ，苦痛は時間経過で変わっていくでしょうから，時間の経過で（痛みが非常に強くなるなど），患者の痛みへの対処方法のレパートリーとして鎮痛治療を求められたら応じていくということになるでしょう。

## Epilogue

　井本さんの経過である。

　井本さんの痛みは週の単位で悪化していったようだが，それでも，うんうんいいながら，なでたりさすったり，取り寄せた身体にいいものを部屋に置いたりして過ごすことが続いた。たまに「あの一念のためですけど，一応薬……」とおずおずと口に出してはみるものの，「いえ，そっちは結構です」とぴしゃりと言われるが，薬は嫌だが医療者が嫌というわけではなく，「今日は○○看護師さんがなでてくれて気持ちよかった」「土日は先生たちが来なくなるから心配がつのる」と，薬を持ってこない人は求めているような日々が続いた（この，薬を持ってこない人だから求めているというところがきっとみそで，来るたびに「薬使わないのか，薬使わないのか」と言われるとそもそも会うのが嫌になっちゃいそうだ）。

　ある日の夜間，看護師から電話──「モリタ先生，井本さんですけど，今日は眠れないから，痛み止めじゃなくて，少し眠れる薬ないか相談したいっておっしゃってるんですけど……」。おおそうなんだ！（ここで，それなりに出番があったと喜んでしまうところが医者としての悲しい業というものだろう）

　病室で相談してみたところ，痛み止めは自然じゃないからやっぱり嫌なんだけど，眠る薬は眠るという人間の自然な営みに近づけてくれるので自分には今は必要だと思う，とのこと。モリタ先生としては，いっそのこと睡眠薬だと言って多少は鎮痛作用のある薬を渡すか，純粋な睡眠薬を渡すか心のなかで少し悩んでいたが，それが伝わったのか，「眠りのほうだけでいいですからね……」──「おわかりでしたか」

せん妄のハイリスクになるので，せん妄の予防効果もある薬剤を選択して，最初飲んで数時間は控室にいるようにするから安心して飲んで，と言ってとりあえず満足を得た。よかった，4時間くらい眠れたらしい（このパターンで，初回の選択を誤ると次回がさらにハードルが上がることを経験的に知っている）。一度飲んだ後，ずっと薬がやめられなくなっちゃうという心配があるというので，「いわゆる依存症のようにはならないので，薬がなくても眠れるようになったらいらなくなる薬ですよ」と説明した。

結局，井本さんは意識障害になる前まで，眠りたいときには時々これを飲むことを選択した。人間が生きるのは際限のない選択の連続だ。

（続きは7つ目の事例で扱います➡p.140）

## 文献

1）Reid CM, Gooberman-Hill R, Hanks GW: Opioid analgesics for cancer pain: symptom control for the living or comfort for the dying? A qualitative study to investigate the factors influencing the decision to accept morphine for pain caused by cancer. Ann Oncol, 19(1): 44-8, 2008.
2）Weiss SC, Emanuel LL, Fairclough DL, et al.: Understanding the experience of pain in terminally ill patients. Lancet, 357(9265): 1311-5, 2001.
3）Pogge TW（著），児玉 聡（訳）：現実的な世界の正義．思想，993：97-123，2007.
4）飯田淳子，錦織 宏（編）：医師・医学生のための人類学・社会学──臨床事例／事例で学ぶ．pp.70-1，ナカニシヤ出版，2021.
5）Kleinman A（著），大橋英寿，遠山宜哉，作道信介，他（訳）：臨床人類学──文化のなかの病者と治療者．pp.77-128，弘文堂，1992.
6）Helman CG（著），辻内琢也（監訳責任）：ヘルマン医療人類学──文化・健康・病い．pp.131-58，金剛出版，2018.

Part

III

ある患者の希望を
かなえることが
公平性を欠くと思えるとき

# 5

## 今ならまだ食べられそうなものを，ある患者にだけ準備することは「特別扱い」なのか

Vignette

「モリタ先生〜部長さんに怒られたんですけど，いまいち納得がいかなくて（ぷんぷん）」

——何かこそこそしていると思ったが，アサヒ先生が思いがけないところで壁に当たったようだ。

「秋篠さんなんですけど，入院してみえたときに，何かこれはやりたいっていうことありますか？ って聞いたら，再来月にお誕生日なので，いつも食べてた和栗のモンブランが食べたいわーっておっしゃってたの知ってますよね？」

——和栗かぁ……今年も小布施で頼んだふるさと納税の栗がそろそろ届くなぁという話になったのは覚えているぞ。秋篠さんは先週入院してきた人で，ご家族のいないおひとりの方で最期の1〜2か月を過ごす場所として緩和ケア病棟に入院してみえた人だ。穏やかな70歳代後半の女性である。

「でも最近，腸閉塞っぽい症状が増えてきていて，正直，再来月っていうと食べられるかどうかわからない感じなんですよ。で，サツキさんと作戦立てて，今週末にちょうどサツキさんがお店に行っておいしかったからって言って，モンブラン買ってきたから一緒に食べましょう〜っていうサプライズをやろうと思って，お昼のカンファレンスでみんなに言ったんです！」

——お〜ホスピスらしい，いいことだ。

「そしたらですねぇ，看護部長さんが，それ，公平なの？ って言い

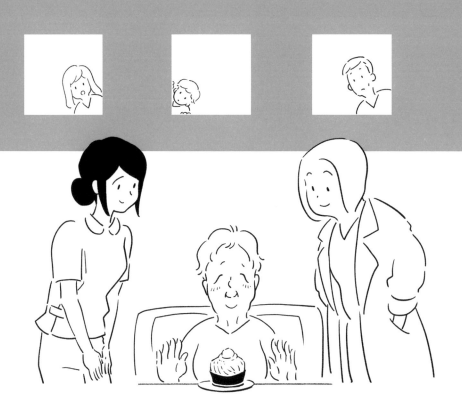

だして!!」

──ん??

「秋篠さんにケーキ買ってくるなら，他に食べたいけど我慢している人もいるかもしれないから，みんなにできることじゃないと不公平になる，入院してる人みんなに公平にしなきゃって言うんです!!」

──ん??

「聞いてます?? なんかおかしい気もするんだけど，そう言われるとそうなのかなと思って，モリタ先生ならなんか小難しいこと言ってう

まくわせるんじゃないかと思って……。何かありませんか??」
　——確かに，公平とか平等とか言われるとなんだかいまひとつもやもやするな……。ちゃんと考えたことがなかったぞ。

緩和ケア

　この課題には臨床家は時々出会うのですが，どういう倫理的な問題として定式化されるのか，いまひとつわかりませんでした。似たような状況として，「○○さんには看護師さんが毎朝売店に一緒に行ってくれるのに，みんなが希望してもそんなことはしてもらえない（から，しないほうがいいんじゃない）」とか，もう少しヘビーなことだと，夜勤で看護師が3名しかいないときに，「ずっとそばにいてほしい」という患者さんがいたとして，いてあげたいのはやまやまだけど長時間そばにいることで他の部屋に回れなくなるという状況を招くことがあります。

　これは何をどう考えたらいいんでしょう？

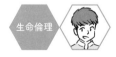

生命倫理

◉——正義・公正の問題として

　これはなかなか興味深い事例ですね。病院だけではなく，学校でもいかにもありそうなエピソードのように思います。倫理的な観点からは，ひとまずは「正義・公正 (justice)」の問題，つまり「利益や負担は公平に配分されなければならない」という原則に関わる問題として整理できます。

　その点で，この事例で看護部長が，「それ，公平なの？」と言い出すのも立場上はよくわかります。看護部長という立場は，看護師という人的リソースをいかに公平に病院内に配置するか，ということを常に

考えているので，この手の「特別扱いっぽい」ことには敏感になりがちです。森田さんが例に挙げてくれた「付き添いをしてほしい」「ずっとそばにいてほしい」というような患者からのリクエストにどう応えるのか，というのは，まさに人的リソースの配分に関わる問題であり，病棟での典型的な「医療資源の配分」問題でしょう。

　もっとも，医療資源の配分問題は，さらに大きな問題にもつながっており，ワクチンの優先接種は誰から行うのが公平なのか，みたいな公衆衛生や医療政策上の問題ももちろん絡んできます。ただ，もっと手前でも，医療者は患者には平等に接しなければいけない，「お金持ちだからとか職員の関係者だからといって特別扱いはダメだよ」というのは普通に職業的な規範として身につけていることが多いと思います。ですので，ひとまずはそうした類の問題とのつながりで考えていただければ大丈夫です。

### ◉────ニーズに応じた公平

　さて，ではこの事例をどう考えるかですが，これは結局のところ，「公平」や「平等」といった言葉の意味をどう考えるか，ということに関わっています。おそらく，看護部長の言う公平という言葉の意味は，「全員に等しく同じことをする」という意味で形式的な平等を指しているのでしょう。例えば，学校給食で全員に同じメニューが提供されるべきであり，親が学校に多額の寄付をしている生徒にだけ特別メニューが提供されるのはおかしい，という判断をするときには，私たちはこういう意味で公平さを捉えていると思います。

　ただ注意してほしいのは，別に公平とか平等という言葉の意味は，こういう形式的な平等のことだけを指すわけではない，ということです。つまり，より実質的な正義の原則は，形式的に同じものが配分される，という話ではなく，本当に各々が平等な扱いを受けているといえるためにはどう考えたらよいか，という話で，要は「何に応じて公平であるべきか」ということが問われるわけです。それこそ，先ほどの例で多額の寄付をしている場合には特別メニューは可，と考える場

合には，「貢献に応じて公平であるべき」という発想をとることになる
わけですね。病院でも治療やケアについてはそういう判断は認めなく
ても，個室や特別室といった部分についてはこういう発想はすでに
入っていると思います。あと，医療ではあまり例が考えにくいのです
が，日本人が好む公平には「努力に応じて公平に」という努力主義的
な発想も結構あるように思います。

これに対して，今回アサヒ先生の立場に立つと，別の公平が見えて
きます。それは「ニーズに応じて公平に」という原則です。この患者
さんの場合，家族がいないので気軽に買い物を頼める相手がいなさそ
うで，かつ本人の希望をかなえてあげられる期間が短い，という前提
があると思います。こういう事情を勘案すれば，この患者さんにモン
ブランを買ってきてあげることは形式的な平等には反するけれど，
ニーズに応じて公平である，とは言えそうだ，というのがアサヒ先生
の側が感じていることなのではないでしょうか。最近，日本ではSNS
等でこうした直観を平等（equality）と公平（equity）の違いとして説

図1 | **平等（equality）と公平（equity）**

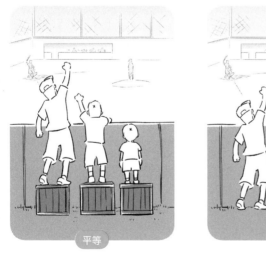
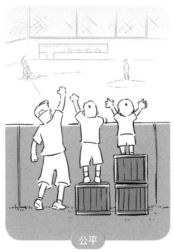

平等

公平

（https://medium.com/@CRA1G/the-evolution-of-an-accidental-meme-ddc4e139e0e4 を参考に
イラストを作成）

明するイラストが流通していますが，これも類似の発想によるものです（**図1**）[1]。

　というわけで，もし私がこの件を相談されたら，どう助言するかですが，私個人は，医療やケアの現場で最も大事にすべきなのは形式的な平等ではなく「ニーズに応じた公平」だと思っていますので，断固アサヒ先生を支持します。いや，現実の医療は通常はこのニーズに応じた公平で動いていると思うんですよね。要は重症度の高い人から手厚くケアするとか，誰を優先的にICUに入れるとか，そういう医療的な判断の根幹にはやっぱり「困っている人からちゃんと助けよう」という原則が動いているはずです。

　なので，今回の事例もこの患者さんのニーズの重要性を勘案すれば，たぶん同じ結論になるはずなんですが，おそらく「ケーキを買ってきてあげること」というのが，必要不可欠なことではなく，一見「オプション」のように見えるところがポイントなんだと思います（ちなみに甘党の私は，この文脈でケーキを食べることは人生の重大事であり，それをサポートすることは緩和ケアの「本丸」だと固く信じています）。この辺り，薬物療法などの場合には一定の線を越えて要求してくる患者はいないと思うのですが，看護ケアや社会的なサポートへの要求には際限のないところがあり，そういうところを警戒する，というのはわからなくはないです。なので，何でも無制限に，というわけではないのですが，今回の事例は明らかにそれとは違うと思うんですよね（旬な時期のモンブランの一回性に注目したいところ）。

　ちなみに，現実に可能かどうかわかりませんが，もし看護部長に上記の理屈が通らなければ，「和栗のモンブランを食べる会」を企画して，実費を支払ってケーキが食べたい患者の分をまとめて購入したうえで，みんなで楽しむ，という手もありますかね。こういうやり方であれば，別にこの患者さんを特別扱いしていないし，看護部長もきっと納得してくれるのでは，と思いつつも，ひょっとしたらそんな企画立てたらまた看護師の手間が増えるから却下，などと言われてしまうでしょうか……。そうなると初めに戻る，ですけれど。

それはさておき，ここまで書いてきてふと思ったのは，この事例で看護部長が気にしていることには，「公私混同」みたいなことへの警戒感もあるのかもしれません。それこそ昔の緩和ケアの実践では，公私混同なんてある意味当たり前みたいなところもあった気もしますが，最近は病棟であれ在宅であれ，患者・家族への関わりに対してはある程度のところで線引きをするようなこともあると思います（その是非はともかくとして）。ちょっとこの辺りは私には読み切れないところがあるので，森田さんのお考えを聞かせていただければ。

緩和ケア

なるほどー，いつもうまいこと言いますねぇ（とかいうと，それは失礼な！ とか言われそうですが）。「形式的な平等には反するけれど，ニーズに応じて公平である」――いい言葉です。しかも，そこから踏みこんで，「一見オプションのように見えるところがポイント」という洞察もまさにそうだそうだと思います。緩和ケアは（この場合は「ホスピスケアは」，というほうがよりしっくりくるかもしれません），患者がかなえてほしい願いを一つひとつ大事にする，という価値に根差しているはずで，症状さえ取れればそれでいいというパラダイムではないはずです。「モンブランはオプションぽく見えるけど，ホスピスケアの本丸である」という価値観を管理部と共有しているかどうかに

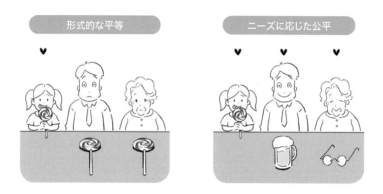

形式的な平等　　　　　　ニーズに応じた公平

もよるのかもしれませんね。全人的医療とか大きな風呂敷を広げても，モンブランの願いがかなわないならちょっと虚構を感じます。病棟ごとの看護の責任者はわりとローテーションで変わっているところもあり，ホスピスケアの価値観そのものを共有しているわけでもないという実際の事情もちらほら想い浮かびました〔自分の施設のことではありません（笑）〕。ちなみに，僕はモンブランにはほどほどの引かれ方ですが，「酒は酔っぱらうまで飲ませてほしい」とは思いそうです（明日に差し障りますよとか言って途中でやめさせないでほしい，明日がないかもしれないんだから）。

　古典的なホスピス哲学で育ってきた僕としては，「形式的な平等には反しているが，ニーズに応じて公平である」，そして，「オプションのように見えるが，緩和ケアの本丸である」という2点で整理しておく考えはすっきりしました。

　この話題は，僕の得意領域とみなされているなんとかエビデンスの出番がないので，公私混同の話を少し書いておきます。

　ホスピスの歴史として，そもそも困っている人を自分の家に呼んでお世話したという始まりがあります。初期には，St. Joseph'sホスピスのように「患者と家族のように付き合うこと」を是としていたところも多かったのですが，ホスピスが医療のなかに組み入れられる過程で，家族をしょっちゅう失っていては身が持たないという点からも，「勤務時間外には対応しない」（ほうが，結果的には長く安定してケアできる）というスタイルを持つところが多くなってきたように思います。St. Christopher'sホスピスは，少なくともスタイルが決まったころには，個人的な付き合いはなるべく持たないように勧めていたのではなかったでしょうか。

　僕が研修医として勤務したころの聖隷ホスピスは，そのはじまりがそもそも聖隷事業団の創始者である長谷川保・八重子夫妻が結核で行き場のない人を自分の家でお世話したというはじまりからして，「家族になりなさい」が是でした。今は亡き千原明先生が，「家族になりなさい」「家族ならどうするかを考えなさい」とよく言っていた文化があ

りました。若き研修医である筆者は,「たまたま気の合った」同世代の若者一家と家族同士で植物園に行ったり,「おい,おまえ,ちょっといいとこ連れて行ってやる」と気に入ってもらえたおじさんを助手席に乗せて法多山にお団子を食べに行ったりしていました。「みんなと植物園に行くの?」「みんなとお団子食べに行くの?」と聞いたことも聞かれたこともありませんでしたが,人間関係のなかで合う合わないが出るのは当たり前のことで,そんなに気が合うわけでもない人とお団子食べてもおいしくないでしょうから,何をするかは患者さんと自分たちとの間で自然に決まるものというのを是としていたのでしょうね。これを「ニーズに対して公平である」と言えるのかちゃんとしたことはわかりませんが。看護師も,「この患者さんは私が対応します」という雰囲気が強く,ケアプランのなかに,「家族で旅行に行く計画があります。日程は未定ですが,そのときは一緒に行ってほしいと言われていますので,休日勤務外の日でも呼び出してください。一緒に行ってきま〜す☆☆」のようなことが普通に書かれている時代でした。当時は☆☆ですが,今なら♪♪でしょうか――ここが♪♪になっているところもポイントだと思います。

　あ,そういえばこれで思い出したのですが,最近,緩和ケアチームでみている人が外泊中に,最後の旅行になるからと言って浜名湖のそばの温泉ホテルに1泊してくるということがありました。脊髄に直接モルヒネを投与して鎮痛していましたので,入浴前にポンプを抜いて,お風呂から上がったらポンプを刺すという作業が必要でした。血管なら看護師さんが慣れているのでいいのですが,入れてあるのが脊髄なので医者がやったほうがいいだろうということで,(慣れてはいませんが)僕が一緒に行って,ついでに(勧められたので)お風呂にもつかって帰ってきました――そのことを病棟で話しているときに,看護師さんたちが「なに先生,温泉一緒に入ってたの?? うけるー」のようになっていたのは,ひょっとして最近の常識ではそんなことはしないという意味だったのか……(褒められたのかと思ってましたが)。

　「家族になりなさい」問題はなかなか難しく,そうはいっても,みん

ながみんな「家族になりなさい」を目指してしまうと、「私、自分の時間をけずってまで一緒に旅行行くとかしてたら、この仕事を続けられない」「○○さんはそれでいいと思うけど、○○さんの基準をみんなに求めるならここでは働けない」「家族のつもりでやってきたけど、ぜんぜん受け入れてもらえない」「次々お別れで身が持たない」「受け持ちの看護師さんが来ないのでケアプランが大きく変えられない」などなど、長期的には運用しにくい問題が生じるので、現在は、「家族になりなさい」路線からは変更されています。

社会学

かつての聖隷ホスピスの話、とても興味深く読みました（あと森田さんの最近のエピソードも）。私個人としては、そうした黎明期のホスピスケアの文化に魅力を感じますし、今だからこそある種の可能性も感じるところです。ちなみに、この辺りのエピソードを社会学者や人類学者が聞くと、みんな面白がって話が尽きなくなってしまうのですけれど、あんまり長く書いてもなんなので、以下ではひとまず、「限定性と無限定性」という話題に絞って考えてみたいと思います。

◎──医療現場における持続性と固有性

まずは、森田さんの「勤務時間外には対応しないほうが、結果的には長く安定してケアできる」という指摘についてです。これは大事な指摘で、社会学者の三井さよは、これを「ケアの持続（性）」と呼んでいます[2]。彼女によれば、ケアにおける最も重要なテーマとは、ケアの持続を確保しつつ、どのように患者の「生の固有性」への配慮を実現するのか、という点だとされます。ちなみに、ここでいう「生の固有性」への配慮とは、ひとまずは患者・家族の人生や生活の事情をいろいろと汲みながら医療やケアを提供していかなければならない、ということだと理解していただければ大丈夫です。いうまでもなく、緩和ケアはもともとこの傾向がとても強い領域ですよね。

しかし，この両者は医療現場でしばしばコンフリクトを起こします。というのも，一人ひとりの事情に配慮して，医療者に期待されている範囲を超えてサービスを提供し始めると，やるべきことが際限なく膨らみ，継続的にケアを提供する体制を脅かしかねないからです。実際，現場ではしばしば患者の固有性に直面し，ルーチンでは対応できないような困難な事態が生じ，そうした場面ではこの両者の関係が調整されることになります。それこそ，最初に森田さんに挙げていただいた「毎朝売店への付き添いを依頼される」とか「夜誰かにそばにいてほしい」というようなリクエストはその典型例でしょう。では，こうした困難な状況は，通常はどのように乗り越えられているのでしょうか。

　三井は看護師を対象とする調査の結果から，そこで「あえて看護師としての立場にこだわり，その背景を知るために患者の話を聞き続ける」という実践を見出し，それを「戦略的限定化」と名付けました。ここで面白いのは，こういう場合に現場の看護師に望ましくない実践と考えられているのは，コミュニケーションを閉ざして「業務的になる」ことだけではなく，看護師という役割をすっかり降りてしまうという実践も含まれる，という点です。

## ◉──限定性と無限定性

　さて，三井の議論を理解するために，まずは「限定化」という用語の背景を確認しておきたいと思います。実は三井の研究に限らず，医療や福祉に関わる社会学的な研究では，「限定性」とか「無限定性」とかいう概念がしばしば出てきます。例えば，家族介護者が，ケアを提供している相手に対して，なすべきことが際限なく膨らんでいくような状況を指して「無限定的だ」と呼んだりするのがその代表例です[3]。要は，「職業」としてケアを提供している場合には一定の線引きがされているのが普通なのですが，それが家族ないしは家族的な状況に置き換えられると，こうした線引き（＝限定）が難しくなってしまう，という感じでしょうか。

　この「限定性と無限定性」という概念は，もともとは，T. Parsons

というアメリカの社会学者が提案した，人間の行為を分析するための５つの組合せの１つです（ちなみに残りは「感情性─感情中立性」「集合体志向─自己志向」「普遍主義─個別主義」「業績本位─所属本位」で，まとめて「パターン変数」と呼ばれます4)）。要は，いろんな行為を分析する際に，こうした区別に沿って見てみると，その特徴が浮き上がってくるよ，という道具立てだと思ってください。例えば，限定性と無限定性という観点から人間関係の特徴を見てみると，医師は，患者に対しては「健康」という限定的な側面に関心を向けることが期待されているのだから「限定性」を原則としているが，家族や恋人同士の関係はそれとは逆に「無限定的」な傾向を持つ，といったふうに議論されます。この議論が，後に様々に変形されたり拡張されたりして使われるのですが，三井の議論もその１つです。

　さて，三井はParsonsのアイデアを引き継ぎつつも，「限定性」という概念を，「対人専門職がある職業イメージを身体化することによって，しばしば対象者と向き合う際に，みずからのなすべきこと／できることを限定してしまっていること」と定義します。そのうえで，臨床現場で看護師が問題的状況に直面すると，この限定性の問い直しが生じる，という事態に注目しています。例えば，患者がひどく落ち込んでしまったり，看護師に対して攻撃的になるなどして，拒否的な態度を取られ，コミュニケーションが成立しないときはその１つです。

　三井の指摘が興味深いのは，そういうときに看護師が取るべきだと考えられている方針は，看護師という役割から降りることではなく，その役割をはっきりと意識したうえで，なおも関わり続けることだ，という点です。つまり，こうした問題的状況においては，患者と「友達になる」とか「好きになる」といった戦略は取られておらず，むしろ職務として患者の拒否的態度の背景を探るという「限定的な」視点から実践が組み立てられている，というのです。先ほど説明したように，これを三井は「戦略的限定化」と呼びました。要は，患者と関係を継続するために「あえて看護師の立場に自分を限定する」というようなニュアンスですね。ちなみに，ここでいう看護師の立場は，別に

人から押し付けられたものではなく，自らが「問い直した」結果理解された立場である，という点も大事です。そのための試行錯誤を含めて，「限定化」という動きのある言葉で表現されています。

## ◉──「家族になりなさい」と「仕事としてしなさい」の間で

以上からわかることは，医療現場では職務の内容や自らの視点を何らかの意味で「限定する」という実践が不断に行われており，それはそれで合理的な側面がある，ということです。言い換えれば，「それは私の仕事ではない」という線の引き直しは，医療を成立させる前提になっている部分があるのです。実は，この点に関してはParsonsも三井も同じような立場に立っています。例えば，三井は以下のように述べています。

> パーソンズは，「実存的」な性格を有する医療において，不確実性がともなう中で責任を担おうとするならば，責任の範囲を限定する必要があると述べていた。そうすることによって，限定された範囲の中でなら無限に責任を担うことができるというのである。このような彼の議論から学べるのは，多大な責任を個人が担うことは非常に困難だということ，そしてそれでも「可能なかぎりすべてのこと」をしようとするのであれば，別の側面において責任を限定しなければならないということである。ある面で多大な責任を担おうとするのであれば，そのための心理的保護として，別の面では責任を限定することが必要になるのである。
>
> この点を踏まえて振り返るなら，問題的状況に直面するとは，看護職が患者に対して担う責任の多大さと，それをすべて担うことが非常に困難であるという事実に直面することだと言えよう。そして，そうした問題的状況においても，患者に対して責任を担い続けようとするのであれば，看護職は自らの責任範囲を限定しなければならない[5]。

　そうなんです。医療現場は，一歩間違えると無限に自分たちの責任を負う範囲が広がっていくという特徴がある以上，「プロ」として関わり続けるためにはどこかで線引きをする，ということが避けられないわけです。以上を踏まえると，今回の事例であった「不公平だ」という看護部長の言葉には，文字通りの意味以外に，「そこまでは私たちの仕事ではない」という線引きをしようとする意図もあったのではないでしょうか。ただ，ここで注意しておきたいのは，こうした線引きは他者から与えられるものではなく，当の医療職が自ら問い直すなかで生み出されなければうまく機能しない，という点です。というのも，結局のところ，他者から与えられた線引きに沿って行うケアは自ら考えることを放棄した「業務的」なものになってしまい，それは結果としてケアの質を下げてしまうからです。そういう意味では，仮に線引きをするとしても，トップダウンで否定するのではなく，病棟で実際にケアにあたっている医療者自身が自ら考える，というプロセスを大切にすべきだ，ということはひとまずはいえそうです。

　またもう1つの視点として，緩和ケアという領域は他の医療に比べても，そもそも患者の生の固有性に開かれることが大きい領域だ，ということもやはり考慮する必要があるように思います。初期ホスピスの持っていた「家族になりなさい」というメッセージは，当時の病院医療があまりにも患者の生の固有性に対して閉じており，「ケアの持続」に偏りすぎていることへの批判でもあったはずです。また，患者の状態を考えても，死が近づいてくれば専門職として「できること」は限られるようになり，むしろ，家族や友人の存在が大きくなることも否定はできないでしょう。そこで，特に身寄りのない人にとっては，医療者が家族や友人の「ような」役割を果たすことがあるのは自然な気がします。この点で，少なくとも看取りという一回性の強い場面に関しては，病院全体で見たときの線引きとはまた違った論理が働いてもよいのではないでしょうか。

　いずれにせよ，医療の実践では常に自らの限定性が問い直され，組み替えられていくところにこそ，その面白さや難しさがある，とも考

えられます。だからこそ，限定化が不可避だとしても，少なくともその線引きは不断に見直しされる必要があるのです。前回私のほうで提案した「この患者の場合，ケーキを一緒に食べることは緩和ケアの本丸だ」というような言い方は，ある種この線の引き直しの提案でもありました（もっともそんな面倒なこと考えなくても別にそのくらいの「遊び」があったっていいじゃん，という気持ちも正直ありますけれど……）。いずれにせよ，この領域では，「家族になろう」と「仕事としてやろう」の間を揺れ動くこと自体が大切にされてよい，と私自身は考えています。

緩和ケア

　社会学っていまいち何の学問なのかわからないことも素人には多いのですが，世の中の「これなんだろ？」ということに筋道をつけてくれるものなんですねぇ……。

　田代さんの示唆を自分なりにまとめてみます（厳密には違うかもしれませんが，「→」で単純化するのが好きなので図にしてみました）（**図2**）。

　まず，「持続性と固有性のコンフリクト」というキーワードがあり，これは，緩和ケアでカバーする領域は膨大で，患者個別の願いを大切にしようと思えば思うほど医療者としての働きが続けられなくなる，といったことかと理解しました。痛みのNRS評価をするならともかく，患者の一つひとつの願い——あの子にこれ伝えておいたほうがいいかな，彼女ともめたままなんだけどどうしようかな，といったあれこれにどこまでコミットするか……緩和ケアで求められる全人的ケアを想定すると，毎日の願いにすべて対応してあげたいけど身が持つかな……の連続ではあります。

　次に，「限定性と無限定性」というキーワードがありました。これは，職業人としてケアを提供している場合は一定の線引きが可能だが，家族的な状況になると線引きが難しくなる，ということです。うんうん。

図2｜緩和ケアのなかの「公私混同」の社会学
　　　――仕事か家族的かを考える補助線

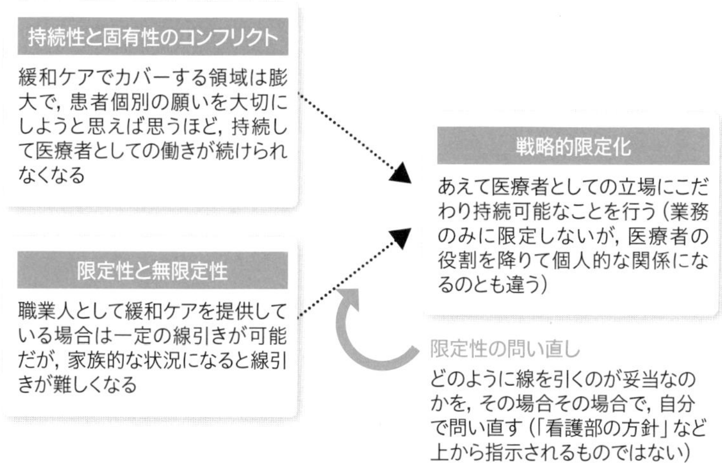

**持続性と固有性のコンフリクト**

緩和ケアでカバーする領域は膨大で，患者個別の願いを大切にしようと思えば思うほど，持続して医療者としての働きが続けられなくなる

**戦略的限定化**

あえて医療者としての立場にこだわり持続可能なことを行う（業務のみに限定しないが，医療者の役割を降りて個人的な関係になるのとも違う）

**限定性と無限定性**

職業人として緩和ケアを提供している場合は一定の線引きが可能だが，家族的な状況になると線引きが難しくなる

限定性の問い直し

どのように線を引くのが妥当なのかを，その場合その場合で，自分で問い直す（「看護部の方針」など上から指示されるものではない）

　さてそこで大事なこととしては，「限定性の問い直し」をその場合その場合で個々に考えることだというメッセージをもらったと思います。

　時間は有限で，物理的に線を引かないというのはどんな人間でもできないでしょうから（おそらく家族であっても），どのように線を引くのが妥当なのかを，その場合その場合で自分で問い直すことが大事で，「看護部の方針」など上から指示されるものではない。その結果は「戦略的限定化」と呼ばれ，医療者としての立場にこだわり持続可能なことを行う，つまりは，仕事や業務として位置づけるのでもなく，かつ，医療者という役割を完全に降りて個人的な関係になるのも違う位置に居続けようとすることで，患者の願いに関わりながら医療者としての働きを持続していくことができる，という感じでしょうか。

　話を聞いて思ったことが2つほどあります。

　1つは，家族的な状況での線引きの話です。僕は医者なので看護師ほど守備範囲が広くないですが，時々，「家族的な状況」の入り口に立っているかも，と思う状況になることはままあり，そのときは，「やばくないか」「大丈夫か」「このままいって問題ないか」というざわざわした気持ちが湧いてきます。自分は精神科診療のトレーニングを受

けていますので，逆転移とかいって「入り込みすぎる」ことに普通の医師と比べると敏感なほうだと思います。精神医学では転移／逆転移を意識していないと患者の回復に影響するという文脈で考えていました。終末期の患者さんは精神的には健康な人が多く，入れ込んでいっても医師－患者関係がこじれることはあまりないのですが，「家族的な関係になることで，のっぴきならないところに追い込まれるかも」ということに何かが警告を出しているのかなと思います。家族のように無制限に来る感じになると（身体的にも精神的にも実際上も）対応できないんじゃないかな，今はいいけど最終局面で応じられずによけいにまずくなるんじゃないかな，という感じがしていたのかなと。これくらいの範囲ならいけそう，これくらいの範囲がいけそうと毎回なんとなく考えて，家に帰る途中にご自宅に寄ってみたり，自分が旅行したときにお土産買ってきたり，LINEつないだりしたりしなかったりしていたのは，「戦略的限定」なのかもしれません。

　もう1つは，限定性の問い直しは自分でするもので，管理部の決定事項に従うというものではない，の辺りです。時々違和感を持つこととして，例えば，入院している患者さんのお誕生日を「業務」としてお祝いするというのをやっている施設も多いと思います。これが，「○○さんのお誕生日来週なんだー，お花見してって言ってたけど，桜咲いてくれるかなぁ……もし咲いてたら来るときに枝，ちぎってくるね！」というお誕生日会と，「○号室の○○さん，明日お誕生日会なのでメッセージ書いてください」が（言葉はよくないかもしれませんがルーチンで）回ってくるお誕生日会では，見た感じ同じに見えるのですが何か決定的に違うような感じがしています。秋篠さんのモンブランも，和栗のモンブランが好きだった，腸閉塞が進んでいそう，食べられなくなるかも……というそのときでないとできないことを考えていた結果としてのケーキと紅茶持って行こう！　と，毎週1回定期的に行うお茶の会では違うような……。たいていの患者さんはそんなこと考えないのかもしれませんが，自分なら，ルーチンにメッセージカードもらってよく知らない人にhappy birthday歌ってもらうよりも，

僕が誕生日に何か思い入れがあるかとかそういうことを知っている人が，1人か2人でも何かこそっとしてくれるほうがいいかなとか思ったりします。

◉────まとめ（図3）

　今回の事例は，和栗のモンブランを食べたい患者さんの願いをかなえるのは今しかない！　と思ってモンブランを買っていこうとした案件に，「公平ではないのでは？」という管理者のストップがかかったという件でした。

　生命倫理の立場からは，誰にも同じことをすることが公平ではなく，「形式的な平等ではなく，ニーズに応じた公平を重視するべき」という考え方で一本道筋を示してもらいました。そのなかで，今回のモンブランは，本当は，緩和ケアとしてしなくてもいいように（オプションのように）見えるということがあるのかもしれないという指摘をもらいました。

　臨床の立場からこれを受けて，患者の願いに1つずつちゃんと応えるというのはホスピスケアの根幹であり，患者の願いには当然医療的なことに関わらず，生活や人間関係そのものも含まれる，したがって，モンブランも緩和ケアの本丸に位置するに違いないという考えを示しました。この話のなかで，患者の願いへの対応として，「業務として行うべき」と「患者の家族になれ」という両極端の考えが伝統的なホスピスケアにあったことを振り返りました。

　社会学の立場からは，患者の願いをかなえたいという家族的な状況になると限定することは難しくなるが，そこで，どの範囲なら職業としても継続できるかを自分で問い直すこと（戦略的限定化）で，職業人としての立場も継続しながら，患者の願いに関心を寄せ続けるという立ち位置をとれるだろうと見通しを示してもらえました。

　臨床的な対応としては，まず，患者の願いが医療的なことであってもなくても，願いが何かを知ろうとして，願いがかなうように力を尽くすのは，緩和ケアの根本であることをまずは基盤にしたいと思いま

図3 | **食べられそうなものをある患者にだけ準備するのは「特別扱い」か**
**── 俯瞰してみる**

**緩和ケア**
- 患者の願いに1つずつちゃんと応えるというのはホスピスケアの根幹であった
- 患者の願いには，医療的なことにかかわらず生活や人間関係そのものも含まれる
- 業務として行うべき，患者の家族になれ，の両極端の考えがある

**生命倫理**
- 形式的な平等ではなく，ニーズに応じた公平を重視するべきである
- 「しなくてもいいように（オプションのように）見える」ものが本当にオプションなのか，緩和ケアの根幹に関わることなのかをきちんと考える

**社会学**
- 家族的な状況になると，限定することは難しくなる
- どの範囲なら職業としても継続できるかを自分で問い直す（戦略的限定化）

**臨床的な対応**
- 患者の願いが何かを知ろうとして，願いがかなうように力を尽くす
- 他の患者との公平の問題が生じた時は，「ニーズに応じた公平」で考える
- 家族的になることに危険を感じる場合には，どの範囲に限定するのが妥当かを個々の場合で考える

す。願いをかなえようとしていくなかで他の患者との公平の問題が生じたときは，「ニーズに応じた公平」で考えることで，「ちょっと特別？」に見えることが，実は形式的に平等ではなくても，公平であるという立場を示せそうです。患者の個人的な願いをかなえるために努めるという行為は，家族的な関係になる可能性を多分に持っていますから，家族的な関わりが増えて継続できなくなる危険を感じる場合には，どの範囲に限定するのが妥当かを個々の場合で考えることで，緩和ケアの臨床家としてケアの継続もできやすくなるのだと思います。

Epilogue

「和栗できましたー，生チョコのほうが喜ばれてましたけど……」

——アサヒ先生が報告に来てくれた。

　田代さんの受け売りなので，全く自分の力ではないが，「ニーズに応じた公平」という概念をあたかも自分が知っていたかのように，塀の向こうを見る子どものイラスト（➡p.92）をググって説明してみたら，なんとなく腑に落ちたようで無事開催に至ったようだ。もちろん，「形式的な平等」とか「看護部の決まりに一律に」のようなnegativeっぽい雰囲気になる言葉は使わないように努力した。

　アサヒ先生が果たして「限定性の問い直し」をしているのかは謎だが，若いうちはあれこれ考えずに全部体験すれば，そのうち考える機会もくるに違いない——NHKの「ここは今から倫理です。」みたいなテーマで，田代さんがYouTubeはじめればいいのにと思う今日このごろ。

## 文献

1）Craig Froehle: The Evolution of an Accidental Meme. How one little graphic became shared and adapted by millions. https://medium.com/@CRA1G/the-evolution-of-an-accidental-meme-ddc4e139e0e （2022年8月16日アクセス）
2）三井さよ：ケアの社会学——臨床現場との対話．pp.94-161，勁草書房，2004.
3）井口高志：認知症家族介護を生きる——新しい認知症ケア時代の臨床社会学．pp.143-67，東信堂，2007.
4）高城和義：パーソンズ——医療社会学の構想．pp.79-108，岩波書店，2002.
5）前掲書2），p.108.

Part

# IV

患者が
「生きていても
意味がないから，
眠らせてほしい」と
希望するとき

# 6

## 数週から月単位での
## 持続的深い鎮静は許容されるか

「モリタ先生〜，今度は症状ゼロじゃなきゃ嫌だの人の話なんですけどぉ……」

——人がどこまでの苦痛で良しとするかは個人差が大きく，見るからに痛いままでも大丈夫ですという人もいるかと思うと，え?? もうですか?? というくらいの見た感じはそうでもないときに「耐え難い苦痛」になる人もいる。

「誰の話？」

—— 一人ひとり，ちゃんとその人にとってのベストは何かを考えるところがアサヒ先生のらしさである。

「大谷さんなんですけど，ベースの鎮痛はできていて夜も眠剤で眠れはするんですけど，時々レスキューがいる状態からはなかなかよくしてあげられなくて，もう日中も眠らせてほしいって言われるんです」

大谷さんは元システムエンジニアの男性で，腹膜がんで腸閉塞になっている。高カロリー輸液が入って全身状態はまあまあ維持はしているが，それでもアルブミンも低下してきており，がん性悪液質の進行と考えていいだろう。先々週くらいまではベッドから起きて楽々と歩くことができていたが，このところはベッドから自分で起き上がろうとするとかなり体力を使うようになってきた（しかし，まだ歩けてはいる）。主たる症状は腸閉塞による腹痛と嘔吐で，腹痛が日に2〜3回あってそのつどレスキュー薬で治まっている。嘔吐は週に1〜2回ほどあり，吐いてしまえば楽にはなるのだが，吐くという動作がも

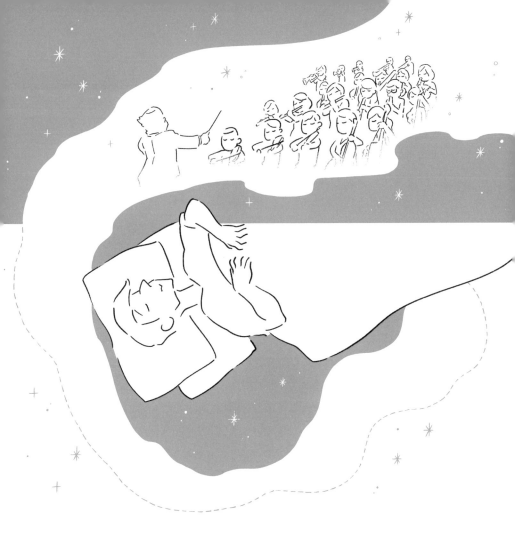

　ともと苦手なので，吐き切るまでの時間はふうふういうほどいつも苦しんでいる。麻酔をかけて胃管を使って胃液をドレナージできることも提案したが，胃管を入れた後にのどが痛くなるのもつらいので自分で吐くほうがましと言っている。もともと自立心の高い人で，「身の回りのことが自分でできなくなってきたら，もう自分で始末をつけたい」「もうこれくらい生きたら十分というところで楽に逝きたい」という希望を持っていらして，最初に外来で会ったときにも，「どれくらい苦しいかは自分にしかわからないから，自分が『もうそろそろで

す』と言ったら眠らせてもらえるのが希望です」とおっしゃっていた。かといって悲嘆している，落ち込んでいるわけではなく，「動ける間はちゃんと仕事をして社会に貢献しないと」と普段の仕事をパソコンで続けて，「生きているには楽しみが必要だからね」と，これまでに趣味で主催したコンサートで撮った写真の加工に余念がない。

　「見た感じ，症状のないときはご家族と話したり，なんとかフィルコンサート聴いたりされていて，いい時間もあるように私には見えるんですよねぇ……。もったいないっていうか，今からずっと眠るってなんだか安楽死に近い気もするし……」

──もっともである。どうするか，も重要だが，どういうふうに理解するか，がもっと重要である。

　「アサヒ先生はどうアセスメントしてるの？」

　「そうですねぇ……身体症状としては腸閉塞による間欠的な苦痛で完全にゼロにするのは難しいとは思います。ベースの鎮痛や制吐はできていて，週に数回とか多くて日に数回，痛みが増えたらそのつどレスキューで治めて，吐き気はそのつど嘔吐で治まっているので身体症状の緩和としてはまあまあできていると思っています。そのときに精神症状っていうか，精神的な点でいうと，もともとタイミングは自分で決めたい方で，これ以上長くなるのは自分にとっては意味がないという気持ちにはなってらっしゃるのかなと思います。あ，念のため見直しましたけど，うつの診断基準も満たさないですね……。ご家族からサポートはあって，奥さまによると，もともと言い出したら聞かない人なので，その通りなんだろうなって言ってらっしゃいました。予後……予後はどうでしょう，半年という単位はないと思いますけど，1週間，2週間という感じではなくて，普通にいけばまだ1〜2か月あるんじゃないかと思います」

　「なるほど，難しいところだよねぇ……」

──苦痛が耐え難いかどうかは患者さんにしかわからないだろうし，身体的苦痛と精神的苦痛が一体化するっていうところが終末期の苦痛の特徴だしねぇ。

「total painってやつですよね」

——そうだね，sufferingという言い方もしたりするね。さて……。

Dialogue

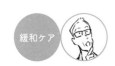

緩和ケア

　苦痛緩和のための鎮静，特に持続的深い鎮静は，ガイドラインでは，生命予後が日の単位から長くても１〜２週間の患者の，他に緩和手段のない身体的苦痛に対して行う最終手段（last resort）という位置づけです。しかし実際には，医療者から見て，まだそんなに苦しいというわけでもない，少なくとも激痛に24時間苦しんでいるとか，他のことが考えられないくらいの苦痛がずっと続いているというわけではない段階で，（冷静に考えて）「もう耐えられない」と表現する患者さんはわりといらっしゃいます。場合によっては，死亡が差し迫っているわけでもない，生命予後もまだ数週間から数か月はありそうなときにそのような状況になることがあります。

　本例のような場合，ガイドラインでは「患者の希望だから」とそのまま持続的深い鎮静を実施するという立場ではなく，「今は適応ではないので，他の方法を考える」ということになるでしょう。具体的には，精神的ケアを含めた苦痛緩和を最大限行うことを継続する，間欠的鎮静を患者が希望すれば行って苦痛に感じる時間を短くする（できれば，休息することで目が覚めている間の苦痛も減ってほしい），といった辺りに落ち着くと思います。

　現場的には，苦しいのは何とかしてあげたいと思う一方，苦しくて苦しくて仕方がないと客観的に見えるときに緩和治療を強めた結果，患者の意識が下がる傾向になる場合はともかく，「え？ それほどじゃないよね？」という苦痛に対して，患者の意識を下げることを前提とした方法をとっていいのかは国内外でも議論があり，悩ましいところです。

　田代さんから見て，論点はどの辺りになりますでしょうか。

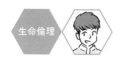

## ◉──持続的深い鎮静の限界

　これはなかなかに厳しいテーマが来ましたね。ひとまずは，大谷さんのケースで持続的深い鎮静の施行をどう思うか，と私が相談されたら，という設定で考えてみます。この場合，まずは「予後が月単位で見込める場合に持続的深い鎮静を行うのは今の日本では法的・社会的に難しいので，ひとまず本人や家族には実施できる要件も含めて丁寧に説明したうえで，今は他の手段を探る他ない」という結論にはなりそうです。もちろんその手前で，本人の日中眠らせてほしいという意向の背景を掘り下げることなどは十分にしている，という前提です（ただ，今回の場合はそういうことはある程度対応されていると見ました）。そのうえで，おそらくある種の岩盤みたいな強い意向として，こういう意向を表明される患者は一定程度いるのではないかと思います。

　個人的には，腹痛や嘔吐などの苦しさ，本人の価値観に沿った選択といった辺りで，何かしらこの段階での持続的な深い鎮静の実施可能性を探ってあげたいとも思うのですが，現実的な助言としては今の段階ではこうならざるをえないと思います。その他にもし方法があるとすれば，予後の見込みがどの程度になったら可とするか，という線を本人や家族とも率直に話し合っておき，今後そのラインが来たら，やや前のめりではあるけれど持続的深い鎮静を行う，という線での対応は考えられるかもしれません。

## ◉──法的・社会的側面から見た鎮静

　それで，森田さんはよくご存じだと思いますが一応簡単に，こうした判断の根拠について説明しておきます。国内法の世界では，予後が月単位での持続的な深い鎮静は生命の短縮につながる可能性が高いた

め，「間接的安楽死」と呼ばれるカテゴリーで議論されています。これはドイツ法経由で日本に入ってきた概念で，一般の医療者は馴染みがない言葉だと思いますが，具体的には，激しい痛みを経験している患者に対して，それによって生命の短縮が起きることが十分予想されるけれども，その苦痛の緩和のために投薬等の医療行為を行う場合のことを指しています（もともとは昔の大量のモルヒネ投与などが念頭に置かれていたようです）。

　この間接的安楽死が許容される要件として一般的に挙げられているのが，方法の医学的妥当性を前提としたうえで，①耐え難い身体的苦痛，②死期の切迫，③患者の同意の３点です。苦痛としては身体的苦痛に限られていて，精神的苦痛を対象とした間接的安楽死は認められていません。「耐え難い」も，臨床的にイメージする患者さんが耐え難いというよりは，他の人間らしい活動が何もできないくらいの苦痛を想定している専門家が多いかと思います。死期の切迫についても，本当に切迫している，もう間近に死が迫っているという趣旨で，緩和ケアで用いる言葉では時間の単位，日の単位を指すことが多く，２〜３週間となってしまうと要件からは外れます。患者の同意については，「自分の命が短くなっても，苦痛を取ってほしい」というはっきりした意思表示がそのときにあるか，確実性の高い推定意思が必要です。

　要は，いわゆる「積極的安楽死（医師による致死薬の投与）」の許容要件とほぼ同じものが出てくるわけですね。このうち大谷さんの事例では，①や③はクリアする可能性があると思うのですが（①はもちろんこの苦痛が耐え難い身体的苦痛に該当するのかの解釈の問題は出てきます），予後が月単位であるということから，どうがんばっても②の要件は満たせそうにありません。なので，すでにこの時点でちょっと前に進めることは勧めにくい，という限界が出てきてしまいます。

　また，社会的な視点で考えると，学会ガイドラインが大きな意味を持つと思いますが，私も森田さんと一緒に参加していた日本緩和医療学会の『がん患者の治療抵抗性の苦痛と鎮静に関する基本的な考え方の手引き 2018年版』では，月の単位の予後のある患者に対する鎮静は，

原則として想定されていません。生命予後が比較的長い場合には慎重に判断を，とは書かれていますが，鎮静を妥当とする要件のなかで予測される生命予後が明示されており，その予測に際しては基本的に日の単位が前提になっているので，これに沿った場合にもなかなか正当化は厳しいという印象です。

　もっとも，「それでも是非」ということであれば，病院の顧問弁護士に相談したり，臨床倫理委員会に諮ったり，といった手順を踏んでいくという方法もありえると思うのですが，そうこうしているうちに，大谷さんの身体状況は悪化し，結論が出るころにはすでに持続的な深い鎮静の適応になっている，という事態に陥りそうです。ですので，実践的には「今はできない。何か別の道を一緒に考えましょう」という線は残念ながら動かせなさそう，というのが私の判断です。

## ◉───鎮静の倫理を考える

　さて，以上の現実的な判断はいったん脇に置き，倫理的にどう考えるのか，ということもここでは別途整理しておきたいと思います。この事例は倫理的にも悩ましいポイントがいくつか入っていると思うのですが，まず1つ目は「自律尊重原則の限界はどこか」という点です。つまり，自律を尊重する，本人の意向が大事，ということは総論としてはみな支持するわけですが，ではどこまで，というと無制限に認められるわけでもない，という点です。一番わかりやすい制限は，他の人に大きな迷惑がかかるとか，場合によっては危害を及ぼす可能性があるとかいう場合の制限です。他者危害原則と呼ばれる考え方で，こういう場合に自律は一定程度制限される，という話です。ただ，大谷さんの事例では特にそういうわけではなく，別の角度から自己決定の制限を考える必要がありそうです。

　そもそも自己決定の尊重というときには，それによって本人の生が何らかの意味で良くなることが期待されているわけです。つまり本人が選択することによって，その後本人にとっては何かしらプラスになることを享受できる，というのが普通は想定されています（たとえ，

そのプラスが他の人から見たらあんまり「プラス」に見えなくても）。しかし，鎮静の場合，そういうプラスを享受する意識そのものを喪失してしまうわけで，そういう意思決定まで私たちは尊重すべきなのか，という話がこの問題の根本にはあると思います。これは言うまでもなく，さらにこの線を伸ばしていくと，それはそのまま一般的な安楽死の正当化の議論につながっていくわけです。これは特に「生きていても意味がない」といった理由により，持続的深い鎮静状態を希望する患者の場合にはより鮮明になると思います。

　次に，もう1つの論点は与益・無危害の原則に関係して，「鎮静の利益とは何か」という問題があります。これに関して，鎮静の倫理的正当化の際には「相応性（proportionality）」と呼ばれる倫理原則が持ち出されるわけですが，手引きではこの原則を「一定の目的をもって何かに対処する際に，その目的を達成すると見込まれる選択肢のなかで最も害が少ないものを選ぶ」と定義しています。そのうえで，相応性を判断する際の実際的な考慮事項としては，①苦痛の大きさ，②治療抵抗性の確実さ（代替案のなさ），③予想される生命予後，④効果と安全性の見込み，の4項目を挙げます。要はこの4項目を総合的に判断して，鎮静の他により「ましな」選択肢がなければ，鎮静は正当化される，というのがここでの考え方です。

　ところで，私自身は相応性原則のことは，「極限状態でのリスク・ベネフィット評価」と説明しています。つまり，通常の医療でも治療選択肢を検討する際には当該介入のリスクとベネフィットを天秤にかけて判断するわけですが，この場合には「これが良い」というよりも「まだまし」という判断でしかないような選択だ，と捉えているわけです。それはなぜかと言えば，通常の緩和ケアにおいて「利益」として想定されているQOLの維持・向上という要素が，持続的深い鎮静の場合には存在しないからです。もちろん，「痛みからの解放」という点でいえば利益なのだと思いますが，その一方で，先ほど述べたように「その利益を享受する意識は存在しない」という事態が生じてしまうわけです。また，意識を喪失させる，ということはそれ以上の「危

害」である，と考える立場もありえます。こうなってくると，いったい何がリスクで何がベネフィットなのか，という根幹が揺らいでしまいそうになるわけで，この辺りが鎮静の倫理に関する大きな論点です。

　もちろん，以上の話には様々な価値判断が関わってきます。人によっては，深い昏睡状態になって言語的なコミュニケーションができない状態であっても世界を享受する「主体」を失っているとは考えず，そういう生のあり方を選択することも価値がある，という考え方をとることもあると思います。これに対して，こういった状態は生物学的な死に等しい，と考える人もいるでしょう。このように，この論点は，深いところでは私たちが持続的深い鎮静という状態にいる患者をどのような存在としてみるのか，ということと関わっています。実際，先述の『手引き 2018年版』でも「持続的深い鎮静は自律の基礎となる意識をなくしてしまう行為であり，通常の医療行為に比べて本人の自発的な同意がより一層重要である」と書かれています。一般的に想定されているような日の単位での予後であってもこれは問題になりえますが，今回の事例のように月単位の予後であり，かつ今現在良い時間が全くないわけでもない，ということになれば，この問題はより一層際立つのではないでしょうか。つまり，目の前にどのように位置づけたらよいのかわからない状態の患者が数日ではなく数週間，場合によっては月の単位で存在し続ける，というのは，家族や医療者にとってはかなり特異的な経験とならざるをえないと思うからです。

　以上，この事例に関しては，私のほうでは現実的な助言としてはあまりたいしたことは言えないのですが，一般的な話と合わせてひとまずは私の理解を整理してみました。鎮静については森田さんのほうが状況をよくご存じだと思いますので，こうした極限的な状況について，今の日本の状況に加えて，国際的な議論など教えていただければありがたいです。

緩和ケア

◉———鎮静が倫理的な課題を励起する本質的な問題：
　　　意識の価値

　まず事例の整理として，「現場が悩むのはわかるんだけど」と理解を
示してもらったうえで（←ここが大きい），国内法の観点から，①今
の状態で患者に持続的深い鎮静を行った場合には，生命予後を短くす
るので間接的安楽死に該当するとみなされる，②そうすると法律上の
要件である「死期が切迫している」は満たせそうにないので,「さあ今
から持続的な鎮静をするぞ」という選択は現実的にはないだろうとい
う整理をしてもらいました。それだけでなく，倫理上の視点として，
①自律尊重原則の限界という視点から，自己決定によって何らかの利
益を享受できる意識自体がなくなってしまう選択を尊重するべきとは
直ちに言えないのではないか，②相応性原則の視点からも，意識を喪
失させることそれ自体が害であるという捉え方もできるのではないか,
という観点を挙げて，患者が希望しているとはいっても，今の状態で
持続鎮静を始めるのは直ちに良いとはいえないところがあるよねぇ,
という見解かと思います。

　これらの点は,「人間を人間たらしめている意識をなくしてしまう
こと」の是非を問うという点において，鎮静に特徴的な議論の焦点で
すね。鎮静の研究では，医学領域でも「人間とは何か」という議論を
見ることがあり，Lancet Oncologyという腫瘍学の雑誌に，カントや
パスカルなどの肖像画と一緒に議論が掲載されたことがあります[1]。

　この点，田代さんと一緒に倫理学者の有馬斉さんと議論したときに,
「苦しむことのできる意識が残っていることは善である」という見方
を教えてもらったことは新鮮でした[2]。緩和ケアをしていると，苦痛
＝悪と考えがちなのですが,（田代さんには何を今さらということで
しょうが），特に精神的苦痛などは苦しみそのものが人間らしさでも

ある側面があって，苦痛＝人間らしさという面がありますよね。苦痛を緩和するために意識をなくすことが是とされる苦痛の程度として，「苦痛のためにその他の人間らしいことが全く考えられない状態」という考え方を有馬さんが提示しているのは目を引く考えだと思いました。苦痛はあるけれど，「家族のことを思いやってありがたいなと思える」「自分の過去を思い出してあのとき楽しかったと思える」くらいだと，意識を全くなくするのは人間らしさをすべてなくしてしまう行為だけど，頭のなかがすべて苦しい苦しい苦しい苦しい……になっているならば，もとより苦痛のために人間らしさそのものがない状態（**図1**）だから鎮静の適応になる，というのは直感的にわかりやすいところです（臨床的にはその手前で，患者さんは鎮静を希望されることが多いですが……）。

　事例の場合，実際上の法律上の制約もありますし，倫理的に考えても「もう他のことが考えられない」という状況でもなく見えるので，持続鎮静の適応にするには賛成できないという感じですね。

◉───医学的な鎮静事情❶
　　　何種類かの「鎮静」があるらしい

図1│意識の価値という観点から見た鎮静

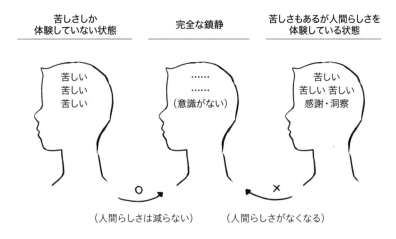

| 苦しさしか<br>体験していない状態 | 完全な鎮静 | 苦しさもあるが人間らしさを<br>体験している状態 |
| --- | --- | --- |
| 苦しい<br>苦しい<br>苦しい | ……<br>……<br>（意識がない） | 苦しい<br>苦しい 苦しい<br>感謝・洞察 |

（人間らしさは減らない）　　　（人間らしさがなくなる）

　さて，この事例に関わる背景として，医学的な側面から昨今の鎮静事情を少し説明してみたいと思います。大きくいって，①鎮静薬を使用する方法がどうやら1つではないぞと気がつき始めたということと，②鎮静の対象となっている患者は拡大傾向にある，という2つの現象があると思います。

　「鎮静」とまとめて呼ぶと，なんとなく「患者さんに睡眠をもたらして苦痛を取ること」をイメージするのですが，どうもその中身が国際的にいくつかあるらしいことに研究者は気づき始めています（**図2**）。もともと鎮静は，1986年にWHO方式がん疼痛治療法が定められて，がん患者の苦痛が「すべて取れる」という楽観的見方が主流になっていた時期に，そのWHO方式がん疼痛治療法作成委員会の委員長をしていたイタリアのV. Ventafriddaが，在宅緩和ケアを受けた患者でWHO方式がん疼痛治療法を行ったとしても，十分な症状緩和にはその半数に鎮静が必要だったと報告したことに始まります[3, 4]。ただこの「鎮静」は今の鎮静よりも曖昧な意味で使われていて，「眠るまでオピオイドや鎮静薬を使用して死亡まで継続した」くらいの簡便な定義が記載されている程度です（苦痛を緩和するだけの薬剤を使って眠気が出た後に，自然経過で意識が下がった場合も鎮静とおおらかに呼んでいる感じです）。これが，**図2**の「広い意味での鎮静」に該当します。歴史的にはこの他，苦痛に耐えられないときに数時間眠ってより調子のいい状態になってほしいという意味合いで，間欠的に睡眠を提供することがありました。**図2**の「間欠的鎮静／レスパイト鎮静」が該当します。例えば，C. Saundersと共にホスピス黎明期の中心的人物であったR. Twycrossが，「after lunchのお昼寝」として紹介しています[5]。森田がホスピス病棟で働いていたときもしばしば行っていましたが，このころは間欠的鎮静という概念はなく，お腹も膨れたし少し眠ると過ごしやすいよね，という感じでした。

　これらが1990年ころから前の「鎮静」であったわけですが，その後各国でガイドラインができて実践の振り返りを実証していく過程で，どうやら世界にはいくつかの鎮静の類型のようなものがあるのでは？

図2 | 鎮静には何種類かある? の歴史的経緯

| 1990年ころ | ➡ | 2000年代後半〜現在 |

**広い意味での鎮静:**
死亡直前に苦痛を緩和するために意識がない状態をもたらす

**調節型鎮静:**
苦痛に合わせて鎮静薬を苦痛が取れる量だけ使う(結果, 眠ることも眠らないこともある)

**持続的深い鎮静(CDS):**
(眠れなければ苦痛は取れないだろうという見込みをもって)ぐっすり眠れるように鎮静薬を投与する

**(通常の)持続的深い鎮静:**
見直して苦痛が取れれば, 中止することも想定される

**死亡まで持続する持続的深い鎮静(CDSUD):**
死亡まで持続して鎮静を行うことを最初から決めている

**間欠的鎮静／レスパイト鎮静:**
(時期にかかわらず)数時間, 苦痛を忘れて眠れる時間を確保する

といわれ始めたのが2000年代後半からです。概念的にアメリカのT. E. Quill が, 実証的にはオランダ・ベルギー・イギリスのUNBIASEDと名づけられた研究チームがそれぞれ別に見解を公表しました[6, 7]。つまり, 持続的鎮静を, 調節型鎮静(意識の低下が目的ではない。苦痛を緩和するだけの最小量の鎮静薬を苦痛に合わせて使う)と, 持続的深い鎮静(CDS: continuous deep sedation, 患者がぐっすり眠れるように鎮静薬を投与する。意識の低下そのものを目的とする)の2つにまず分けました(持続的深い鎮静も調節型鎮静の一部である, という指摘が二重効果を重視するイギリス・アメリカにはありますが, ここでは深入りしないでおきます)。その後, どうも持続的深い鎮静のなかに, さらに, 一度鎮静に入ったら死亡まで継続することを当初から想定する類型(CDSUD: continuous deep sedation until death)があるとみなされるようになりつつあります。この考え方は, 日本でもガイドラインにすでに反映されています[8-10]。日本では, 鎮静を開始するときに「死亡まで継続して行う」ことを明確に意図するCDSUDは認められておらず, 毎日の評価を反復して結果的に死亡までになるこ

とはやむをえないとする立場をとっています。持続的鎮静の定義は「中止する時期をあらかじめ定めず，深い鎮静状態とする」なのであって，「死亡まで継続して」ではないことが重要です。

まとめると，なんとなく「鎮静」と呼んでいた臨床行為にどうやら複数のものがあるぞと気づき始めて，その定式化が行われているのが現在ということになるでしょうか。まだどれだけの類型があるのか，本当に類型化は妥当なのか，に国際的なコンセンサスはありません。

## ◉──医学的な鎮静事情❷
### 対象が拡大しているらしい

より重要なこととして医学研究が示すもう1つのところは，どのように鎮静を定義したとしても，国際的には（国内的にはそうでもないと認識しているのですが），どうやら対象患者の拡大が認められる傾向は間違いなさそうだということです。かえってわかりにくいかもしれませんが，無理やり図にしてみました（**図3**）[11]。横軸が死亡までの時間，曲線が苦痛が悪化する様子，青いところが鎮静を提供している範囲とイメージしてください。

1つは，死亡直前期に，身体的苦痛だけではなく，（多くは身体的苦痛も随伴しますが）精神的苦痛にも鎮静が行われるようになってきたことです（**図3のⓐ**）。ただこれは，もともと日本を除く各国では「精神的苦痛だから鎮静しない」というわけでもなく，死亡直前期には鎮静の適応としてもよいのではという考えがあります。世界各国の医師2,543名を対象とした調査研究で，患者の予後と苦痛の異なる4つの仮想症例に対して持続的な鎮静薬の投与が適切と思うかどうかを調査した結果を**図4**に示しました[12]。死亡直前の精神的苦痛に対して，イタリアやイギリスの医師の多くが鎮静薬の投与は適切であると回答しています（日本は，どの時期をとっても最も適当と回答する割合は低いところに位置しています）。この理由は，死亡直前では身体的苦痛と精神的苦痛を明確に分けることはできないという緩和ケアでは馴染みのあるtotal painの考え方であり，イタリアのNational Committee for Bioethicsでは死亡直前期では精神的苦痛も鎮静の対象であると明確化しています[13]。実際上は，身体的苦痛もあることがほとんどなので，日本で死亡直前期の精神的苦痛に対する鎮静が適応にならないとされていても，並存している身体的苦痛に耐え難いと解釈されれば，現実的には問題として表面化しにくいと思います。

次に，死亡直前ではない週から月単位の生命予後が考えられるときにも持続鎮静を行う，といった方向性があります（図3の❶❸）。死亡直前でなければ耐え難い身体的苦痛の頻度は相対的に減りますので，

図3 | 鎮静の対象が拡大している歴史的経緯

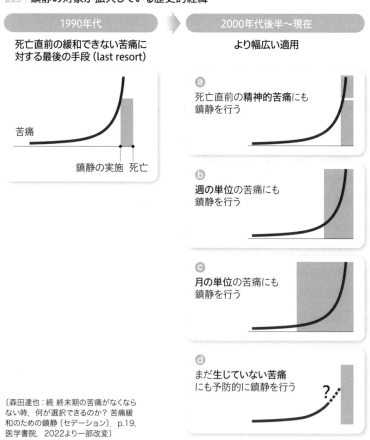

〔森田達也：続 終末期の苦痛がなくならない時，何が選択できるのか？ 苦痛緩和のための鎮静（セデーション），p.19，医学書院，2022より一部改変〕

図4 | ヨーロッパ各国と日本の医師が鎮静が妥当だと考える割合

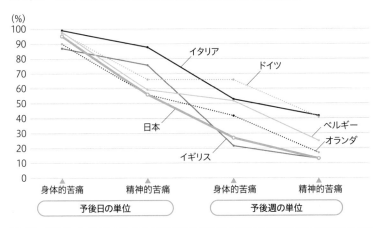

（Heijltjes MT, Morita T, Mori M, et al.: Physicians' opinion and practice with the continuous use of sedatives in the last days of life. J Pain Symptom Manage, 63(1): 78-87, 2022より図を作成）

要するに，精神的苦痛に対する鎮静が増えているのではないかという意味になります。持続的鎮静に関する国レベルか大規模研究だけを対象とした2020年の系統的レビューの結果では，経時的に見ると，確かに持続的鎮静は多くの国で施行頻度が増えているとされました[14]。対象症状でも，せん妄と呼吸困難が当初から主な鎮静の対象症状なのは変わりませんでしたが，不安や実存的苦痛が2010年ころより報告されるようになっており，ベルギー，ドイツ，イタリアの研究で，患者からの鎮静の希望が増加傾向にあるとしています。鎮静が増える理由としては，適応となる苦痛を身体的苦痛から精神的苦痛に広げる動きがいくつかの国であること，緩和できない苦痛に対して鎮静を緩和治療として提供できるということが患者の間で知られるようになってきたことが挙げられています。国内でここがとてつもなく増えているという感覚は，僕には今のところまだありませんが，確かに，以前に比べると「少し早い時期」に持続鎮静を希望する患者さんに悩むという臨床現場の声が増えてはいることは感じています。患者さんからの要望と，実際上応じられる（応じたい）はざまで苦悩するという感じでしょうか。

最後に，鎮静は「今生じている苦痛で，他に緩和する方法がないときに行われる方法」でしたが，これを経管栄養などの治療中止を行うと同時に，「これから生じる可能性のある（今は生じていない）苦痛の予防」として行うという概念がフランスで制度化され，立法化されました（**図3の d**）。この経緯や背景は話が長くなるので別の本（『続 終末期の苦痛がなくならない時，何が選択できるのか？ 苦痛緩和のための鎮静〔セデーション〕』）をご覧いただくとして，「え？ 鎮静って今苦しいからするんじゃないの？」というあり方を根本から覆すものであり，概念が示された当初から賛否があります。

以上俯瞰して見ると，昨今の鎮静をめぐる実証研究は，鎮静の概念が当初Ventafriddaが示した，「死亡直前の，他に緩和手段のない苦痛を和らげて，最後の数時間か数日の安寧を保証する」というものからは，確実に広がってきている知見が増えています。先ほど紹介した国際研究のまとめには僕も参加しましたが，考察で（どこまで言い切るかはやや議論がありましたが），「鎮静は最後の手段としての医学的治療という位置づけを失いつつあるかもしれない（CDS may have lost its status as being a treatment of last resort）としています。

僕が医師になったころは，そもそも，死亡直前で緩和されない苦痛があっても睡眠薬を打つとなると，「それ，してもいいことなのかな？」と思ってたじろいでいたのが普通でした。この10年で苦痛緩和のための鎮静という概念が普及するにつれて，「苦しいから」「患者が希望しているから」いいか？ と，時期を問わず（少し前倒しして）選択肢に挙がるようになっているように思います。これが最終的に幸と出るのか不幸と出るのか未知ですが，感慨深い一方でどこへ向かっていくのやらという，もやもやとしたものがあります。自分としては，医学治療としての鎮静は，死亡直前の（したがって生命予後を短縮しないか，少なくとも不相応には短縮しない）他に方法のない苦痛に適用をとどめるほうがすっきりする気はしています。苦痛に対する医学の対応という点は，社会学では何か論じられていますか？

社会学

　さすが森田さんの専門ど真んなかのテーマだけあって，基本的な概念の移り変わりから現在の国際的な動向まで，わかりやすく整理していただきありがとうございました。

　それで，私のほうで一番気になったのは「精神的苦痛に対する鎮静が増えている」というくだりです。森田さんも書かれているように，死亡直前の苦痛に関してはそもそも身体的苦痛と精神的苦痛を区別して考えることも難しそうですし，ここは実際にはこれまでの議論の延長で考えてよいように思います。むしろ問題の本質は，長めの週から月単位での余命の予測がされており，鎮静を望む理由が「もう生きている意味がない」などの実存的苦痛にある場合でしょう。

　こうした場合に，鎮静をかけたうえで，人工呼吸器や人工的水分・栄養補給を終了するということになると，もはや積極的安楽死との境界は曖昧です。というのも，この場合に余命の短縮が意図されていないと考えることは難しく，さらに意識低下という前提が加わることによって通常の治療中止では選択可能な「中止の撤回」というアクションがとれなくなるからです。そうなってくると死に至るプロセスは全く不可逆となり，安楽死との違いは生物学的な死のタイミング以外にはほぼなくなりそうです。

◉───「末期」を超える安楽死

　そのうえで，まず思ったのは，精神的苦痛に対する鎮静の拡大の背景には，積極的安楽死の要件における精神的苦痛への拡大という問題があるのではないか，という点です。例えば，積極的安楽死を合法化した国として有名なオランダを例にとれば，オランダでは1970年代からの長期にわたる議論の末，2001年に積極的安楽死を合法化しました〔同時に医師幇助自殺（PAS: physician assisted suicide）も合法化していますが本筋から外れるのでいったん脇に置きます〕。そこでは，

127

明示的に末期ではない精神的苦痛による安楽死を許容したわけです。ほぼ同時期にベルギー，少し遅れてルクセンブルクが類似の合法化を行い，近年までは積極的安楽死を合法化した国としてはこれらベネルクス３国が代表的な存在でした（これに，ここ最近だと2016年のカナダ，2017年のオーストラリア・ビクトリア州，2021年に可決されたスペインが続きます）。

それで，これらの国の経験を踏まえて現在指摘されているのは，もはや耐え難い身体的苦痛を理由とする安楽死という古典的な理解はほぼ意味がなくなりつつある，ということです[15]。つまり，緩和医療の発展により多くの身体的苦痛がコントロールできるようになり，それでもコントロールできない場合には鎮静が施される以上，安楽死の焦点は精神的苦痛に移っている，というわけです。例えば，近年のオランダやベルギーでは，性転換手術に失敗した男性や耳鳴りで苦しむ女性，幼少期に性被害を受けた20歳代女性などが「生きるのが耐え難い」という理由で安楽死した事例が報告されています[16]。

日本に住んでいると，こうした安楽死の「理由」はなかなか受け止め切れないところがありますが，安楽死が制度化された国ではこういう拡大がありえるということを踏まえつつ，鎮静の適用範囲についても考えていく必要があります。つまりは，鎮静を受ける権利を広く法律で認めるような制度化を行った場合に，「生きるのが耐え難い」から早々に鎮静してもらい，同時に生命維持治療を停止することで，医師が明らかな余命の短縮に手を貸すことになる，といった事態が生じてくる可能性がある，ということです。

◉ ── 死の医療化

さて，そのうえで森田さんからご質問いただいた「苦痛に対する医学の対応」という論点については，医療社会学のコア概念の１つでもある「医療化（medicalization）」という言葉を使いながら考えてみたいと思います。この概念は，それまでは医療の問題としては扱われていなかった事象（例えば，教育や家庭の問題だと考えられていた事

象）が，医療専門職が取り扱うべき問題と考えられるようになるプロセスを指しています。代表的な例としては，飲酒や薬物使用などの「嗜癖」や妊娠・出産や加齢・死などでしょうか。最近だと，一昔前は「落ち着きのない子」だったのが「ADHD（注意欠如・多動症）」という障害を持つ子どもとして扱われるようになるなど，発達障害関係の議論がイメージしやすいでしょう。

　なお，もともと「医療化」という言葉には批判的な含みがあるのですが（そんなところにまで医療者や製薬企業が自分たちの「縄張り」を広げようとしているのか，という意味で），記述用の概念として使用する場合には，必ずしも批判のみが念頭に置かれているわけではありません。例えば，病気の実在をめぐって社会的な議論になっているような場合には，「医療化」されてちゃんとした診断名をもらえることを当事者が強く望むような場合もあり，こうした文脈では医療化は好意的に捉えられます。また，医療化のプロセスは不可逆なプロセスというわけではなく，同性愛の医療化のように，いったん宗教上の罪や犯罪行為から精神疾患だと見なされたものが，最終的には本人の生き方の問題だと「脱医療化」される場合もあります[17)]。

　ところで，この医療化という概念から現在の人間の死に方を見てみると，それは高度に医療化したものだ，ということがわかります。何を当たり前のことを，と思われるかもしれませんが，ここで私が念頭に置いているのは，一般的な病院死だけではありません。もちろん，それこそ日本でホスピス運動が発展していった1990年前後の文脈を考えれば，そこで提起されていたのは，本人の希望と関わりなく「延命治療」が施され，それこそ全身「管につながれた」状態で亡くなっていくのが本当に幸せなのか，という問題でした。そういう意味でホスピス・緩和ケアの理念の1つは，病院で過度に「医療化」された死を，より人間的なものに戻していく，という部分もあったと思います。しかし，医療化という概念を，それまで医療が専門的に管轄するとは考えられなかった領域に医療者が進出していくことだ，と考えた場合には，ホスピス・緩和ケアもまた異なるタイプの「医療化」を担って

いたのだ，といえます。そしてそれは何も医療者だけが推し進めたわけではなく，より質の高い終末期医療を求める患者や市民もそうした「医療化」を支持してきたのです。

とはいえその一方で，医療化が進んだ結果，人びとの間には「良い死に方」に関する自らの判断に関してもホスピス・緩和ケアの専門家に依存するようになる，という傾向も生まれてきました。というのも，ホスピス・緩和ケアは，「全人的苦痛に対する全人的ケア」というある種無限定的な目標を掲げ，薬物治療のような技術的な問題だけではなく，生活や人生全般に関する話題をも飲み込んできたからです。

実際，緩和ケア医のなかには，医療技術の問題を超えて「良い死に方」を指南したり，さらにはそれが逆照射する「良い生き方」を明示的に呈示したりする人がそれなりにいますよね（それこそ，そうした「道徳的な」含意を持った一般向けの書籍が，「何千人」とか「何百人」とか看取った医師の手により大量に出版されています）。そういう点からすれば，ホスピス・緩和ケアは従来批判してきた延命至上主義の医療以上に広い範囲を「医療化」することに成功してきた，といえます。繰り返しますが，このことには良い面と悪い面の双方があるのです。例えば，イギリスの死の社会学をリードするT. Walterは，この辺りのアンビバレントな状況を以下のように説明しています。

> 多職種の緩和ケアチームは，メンバーのほとんどが医師ではなく，多くが死にゆく過程の脱医療化を望んでいるが，結局は専門家としてのまなざしを拡張することで終わっている。この高度に専門化された死の過程において，死にゆく人とその家族の能力付与（エンパワーメント）には，一定程度の能力剝奪（ディスエンパワーメント）が伴う。これは，「ホスピスの素敵な皆さんがいなければ，私たちはどう対処していたかわかりません」という調子で書かれた大量の心のこもった死後コメントに示されている。人間は何千年ものあいだ多職種チームの支援なしに死んできたが，今では数百万人がこの種のケアに依存している。これは進歩なのか，どうか[18]。

　いうまでもなく，持続的深い鎮静による死，とりわけ精神的苦痛に対するそれはある種こうした「依存」を推し進めた先に位置しているわけです。そして，奇妙なことに，こうした視点から見れば，積極的安楽死もまた同じような特徴を持っているのです。というのも，安楽死もまた，一般の人々が考えるような「自分の死を医療から取り戻すのだ」といったスローガンとは裏腹に，その現実は究極的に医療に管理された死だからです（医薬品の使用を前提としており，医師の関与があることが必須という意味で）。実際，日本でも1960年代くらいまでの「安楽死」事件は主に家族が見るに見かねて手を下す，というものでしたが，ある時期から，基本的には家族が医師に依頼して行ってもらう形へと様変わりしました。

　この点で一番わかりやすいのはオランダの制度だと思います。よく知られているように，オランダの安楽死法は「患者の権利」として安楽死を認めているのではなく，医師の「確信」によるもの，と位置づけています[16]。これは幇助自殺でも同じで，幇助自殺であっても医師の待機が必要ですし，そもそも医師には安楽死を行う義務はない，としているのもそのためです。具体的には医師が，①自発的かつ熟慮による，②苦痛が耐え難く回復の見込みがない，③十分な説明，④代替手段がない，⑤別の医師の判断，⑥適切な方法，という6要件を遵守し，自治体の検死医に報告することで処罰されないという制度設計になっています〔ただし，事後的に地域安楽死審査委員会（RTE）によりその妥当性が審査されます〕。つまり，これはあくまでも医師側の行為なのです。この意味で，安楽死は緩和ケアよりもさらに「医療化」の進んだ死に方だ，といってもよいかもしれません（死のタイミングに関する本人の意向を除けば，医療によるコントロールが完全に効いている，という意味で）。

　ここで，私たちは奇妙なことに気づくはずです。歴史的にいえば，ホスピス運動と安楽死運動はいずれも現代の延命至上主義的な医療に対抗するオルタナティブな運動であり，ライバル関係にありました。C. Saundersが安楽死運動に批判的だったことはよく知られており，

実際，私も両者は異なる理念による「良い死」を追求してきたと思います。生きていても仕方がない，と考える人びとに対して，「生きたい」と思えるような環境を提供するのか，その「意向」の通り死なせるのか，というのは大きな違いですから。

　しかしその一方で，より広い視点から見てみると，両者は共にかつては医療の対象とはならないと考えられていた「生きる意味がない」といった苦悩（suffering）への対処もまた医療が担うのだ，ないしは医療的なリソースにより問題解決が可能だ，と考えたという意味では共通したところがあります。その意味で，これに起因する問題が表面化し始めたのが現代だ，と考えられるのかもしれません。その意味で，「どこまでを医療に委ねるのか」という問いは，「医療技術の力を借りて安らかな死を実現したい，という私たちの欲望をどこまで認めるのか」という問いへとつながっているのです。

緩和ケア

　ここは僕（たち）が一緒によく考えるところでもあるのでついつい長くなっちゃいますね……。社会学的に見た医療化という視点からこの50年ほどをみると，こんな感じになるのかなぁという図を田代さんの説明から作ってみました（**図5**）。

　社会学者にははっととさせられるなぁ（うまいこというなぁ？）と思うのは，例えば，「ホスピスの素敵な皆さんがいなければ，私たちはどう対処していたかわかりません」というご家族の手紙は確かによくもらうのですが，それは逆に言えば，「熟練された多職種チームがいなければ豊かに死ねない」みたいな世界がつくられつつあるということでもあり，Amazonがないと生活が成り立たないよりも根幹的にこわいところはありますね……。Googleがないと生活できないにより近い，Googleに俺の人生を握られたくないというか。

　田代さん指摘の「医療技術の問題を超えて良い死に方を指南したり，良い生き方を明示的に呈示したりする人」については，確かにそうい

図5│死の脱医療化を目指していたら，結局より医療化した

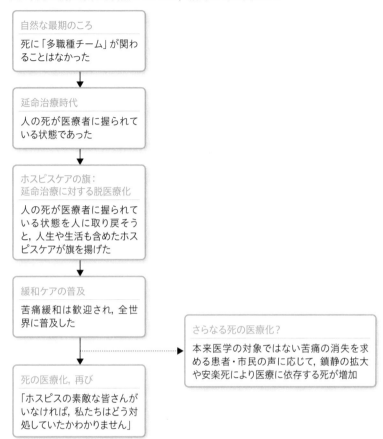

自然な最期のころ
死に「多職種チーム」が関わることはなかった

延命治療時代
人の死が医療者に握られている状態であった

ホスピスケアの旗：
延命治療に対する脱医療化
人の死が医療者に握られている状態を人に取り戻そうと，人生や生活も含めたホスピスケアが旗を揚げた

緩和ケアの普及
苦痛緩和は歓迎され，全世界に普及した

さらなる死の医療化？
本来医学の対象ではない苦痛の消失を求める患者・市民の声に応じて，鎮静の拡大や安楽死により医療に依存する死が増加

死の医療化，再び
「ホスピスの素敵な皆さんがいなければ，私たちはどう対処していたかわかりません」

う人は緩和ケア従事者のなかにいて，なんでこの人たちは特段生き方や生きることについてそんなに修練しているわけではないのに，世の中に何か言いたがる（世の中も言ってよいとする？）のだろうと不思議ではありました。田代さんの俯瞰のように，ホスピスケアが黎明期に医学的問題だけではなくて人生全般を射程内にしたことで，緩和ケアの専門家が人生の専門家のような気になってしまうことはあるんでしょうね（いいとも悪いとも言いませんが）。田代さんの言い方をそのまま借りると，「ホスピス・緩和ケアは，従来批判してきた延命至上主義の医療以上に広い範囲を医療化することに成功してきた」とい

うことなのかもしれませんね……（こわ！）。

　僕がこの話題で思いつくのは，「自然なお産」「自然な最期」のことです。自分だったら「自然なお産」はこわすぎてできないので最先端の技術を駆使して「安全なお産」にしてほしいと思うのと同じように，「自然な最期」よりは「自分がコントロールできる，ある程度の変動の幅が予測できる死の過程」のために技術を駆使してほしいと思う価値観です（死そのものをコントロールするところまでは必要ないけど，死の過程をある程度の幅に収めたい）。これは僕が医師なので比較的イメージしやすいのかもしれませんが，もし「自分で全くコントロールできずに誰かに依存する」状態になるとするとそれは嫌だと思いますね……。自分ごとですが，ちょうど昨日，父が亡くなって空き家になった実家に住みだした子どもから，お風呂が壊れたという連絡がありました。はじめて「給湯器」というものの存在に気がつき，ネットでだいたいは把握したのですが，給湯器をどうするかの意思決定は（そんなに時間もかけられないので）メーカーの指定した代理店に任せてしまってブラックボックス状態です。このブラックボックス感が死の過程全体を覆う感じになると「こわ！」と思い，給湯器とは何かくらいは自分がわかっていて，工事してもらうのは任せる！　のような部分的に職人の技術を役立てるのであればいい感じがします。死の医療化にしても，死や死の過程すべてが医療者がいないと成り立たない感じではなく，全体像は人間がちゃんと手綱を持っていて，必要な技術を豊かな死のために利用したい人はする，といった辺りが現代の脱医療化なのかなと思ったりします。

◉———まとめ（図6）

　今回の事例は，典型的な鎮静の事例ではなく，死がそれほど迫っていない時期に耐えられない心身一体の（どちらかというと精神的な要素が多分に強い）苦痛のため，ずっと眠らせてほしいという事例でした。事例そのものについて検討できる余地は限られている，というのが森田・田代の一致した見解でしたが，事例の背後にある，今後どう

なのかということについて話し合ってみました。

　臨床の立場からは，事例の状態は持続的深い鎮静の適応となる条件（生命予後が日の単位から長くても1〜2週間で，他に緩和する方法がない身体的苦痛がある）を満たしていないだろうから，最終手段（last resort）としての持続鎮静を行う対象にはならないだろうこと，つまり，精神的なサポートを含む最大限の緩和ケアと間欠的鎮静までが妥当であることを示しました。

　生命倫理の立場からは，生命予後が数週以上月単位ある場合の持続的深い鎮静では生命予後を短縮することが想定されるので，国内法の考え方では，間接的安楽死に分類されることがまず前提とされました。そうすると，死が切迫しており（時間〜日の単位），苦痛がひどい身体的苦痛であるという法的な許容条件を満たしていないことを説明してもらいました。法の範囲内で臨床行為は考えるでしょうから，事例について持続的鎮静は選択に挙げられないとの見解でした。倫理的にも，本人が希望するからといって利益を享受できる意識自体がなくなってしまう鎮静を行うことが直ちに善とはいえない（自律尊重原則の限界），意識をなくすこと自体が危害という考えもある（相応性原則）との視点を紹介してもらいました。

　したがって，臨床の対応としては，患者の希望は受け止めつつも，医療行為として行えることの限界を説明し，持続鎮静を今提供することはできないことを伝えることになるでしょう。できないだけだとケアになりませんので，どうしてそのような希望を持つのかを理解しようとするのは常に大事であり，並行して，間欠的鎮静を含む今提供できることを一緒に伝えるようにします。場合によってはですが，「どのような状況になれば持続鎮静が提供しうるのか」を話し合うことによって，患者が「自分が耐えればいい期間」を知ることができれば，かえって耐えやすくなる人もいます。いつまで続くかわからない苦痛に耐えることはできませんが，苦痛のある時間が限定されていればより耐えやすくなるからです。

**図6│数週から月単位での持続的深い鎮静は許容されるか──俯瞰してみる**

**緩和ケア**

- 持続的深い鎮静は，死が差し迫っている患者（日の単位から長くても1〜2週間）の，他に緩和する方法がない身体的苦痛を緩和するための最終手段（last resort）である
- 生命予後がより長い（数週間以上）場合に用いることは適応外であり，精神的なサポートを含む最大限の緩和ケア，間欠的鎮静までが妥当である

**生命倫理**

- 法の問題として，生命予後を短縮する可能性の高い鎮静は間接的安楽死に分類され，法的に許容する条件は，死が切迫しており（時間〜日の単位），ひどい身体的苦痛があることである
- 倫理的にも，本人が希望するからといって利益を享受できる意識自体がなくなってしまうことは善ではない（自律尊重原則の限界），意識をなくすこと自体が危害である（相応性原則）ともいえる

**社会学**

- ホスピスケアは死の脱医療化を目指して，医学的事象だけでなく人生全体を射程に入れた
- 結果的に，死の医療化が進み，医学的事象ではない苦しみも医療で解決しようとする傾向が強まっている

**臨床的な対応**

- 患者の希望は受け止め，どうしてそのような希望を持つのかを理解しようとする
- 医療行為としての適応や限界を説明し，持続的鎮静を今提供することはできないことを伝える
- その代わりに今提供できることを伝える（間欠的鎮静を含む）
- どのような状況になれば持続鎮静が提供しうるのかを伝え，耐える期間の目安とする

Epilogue

ぐすんぐすん……。医局の奥からアサヒ先生の泣いている，か，花粉症が止まらずに鼻水をかみまくっている音が聞こえてくる。今は冬だ，前者だろう。

「あ！」

——やばい，目が合ったけど合わないふりして早歩きになろうかと思った瞬間，「せんせー!!」……。つかまってしまった。

「大谷さんのこと？」

——「ホスピスに来たのに苦しいままじゃないか，それで医者としていいのか，主治医を代わってほしい，ってむっちゃ怒られて……（ぐすんぐすんぐすんぐすん）」

大谷さんには，患者さんが希望したからといって医療行為のすべてを実施できるわけではないことをお伝えして，提供できる範囲内の緩和ケアの説明を一緒にさせてもらったが，「緩和ケア病棟に来たのに思うように緩和されていない」と怒られることはしばしばある。これが「安楽死」であれば，「違法であるから提供できない」は納得してもらえるのだが，鎮静については世の中でのはっきりした常識のようなものがあるわけでもない。

「緩和ケアを一生懸命行っても苦痛のすべてがゼロになるわけではない」——これは歴然たる事実である。なんとか苦痛に耐えられるようにと医療者が一生懸命になること自体を煩わしいと思う価値観の人がいる。

——さて，僕が心に決められることはこれだけだ，「とにかく，向き合うぞ」。大谷さんがどのような心もちになっていくかは，今のところ，わからない。

**文献**

1）Materstvedt LJ, Bosshard G: Deep and continuous palliative sedation (terminal sedation): clinical-ethical and philosophical aspects. Lancet Oncology, 10(6): 622-7, 2009.
2）有馬 斉：死ぬ権利はあるか——安楽死，尊厳死，自殺幇助の是非と命の価値．春風社，2019.
3）Ventafridda V, Ripamonti C, De Conno F, et al.: Symptom prevalence and control during cancer patients' last days of life. J Palliat Care, 6(3): 7-11, 1990.
4）森田達也：終末期の苦痛がなくならない時，何が選択できるのか？——苦痛緩和のための鎮静〔セデーション〕．医学書院，2017.

5）Twycross R: Reflections on palliative sedation. Palliat Care, 12: 1178224218823511, 2019.

6）Quill TE, Lo B, Brock DW, Meisel A: Last-resort options for palliative sedation. Ann Intern Med, 151(6): 421-4, 2009.

7）Swart SJ, van der Heide A, van Zuylen L, et al.: Considerations of physicians about the depth of palliative sedation at the end of life. CMAJ. 184(7): E360-6, 2012.

8）Morita T, Imai K, Yokomichi N, et al.: Continuous deep sedation: a proposal for performing more rigorous empirical research. J Pain Symptom Manage, 53(1): 146-52, 2017.

9）Imai K, Morita T, Yokomichi N, et al.: Efficacy of proportional sedation and deep sedation defined by sedation protocols: a multicenter, prospective, observational comparative study. J Pain Symptom Manage, 62(6): 1165-74, 2021.

10）日本緩和医療学会緩和医療ガイドライン作成委員会（編）：苦痛緩和のための鎮静に関するガイドライン（2010年版）．金原出版，2010．

11）森田達也：続 終末期の苦痛がなくならない時，何が選択できるのか？ 苦痛緩和のための鎮静〔セデーション〕．p.19, 医学書院，2022．

12）Heijltjes MT, Morita T, Mori M, et al.: Physicians' opinion and practice with the continuous use of sedatives in the last days of life. J Pain Symptom Manage, 63(1): 78-87, 2022.

13）Orsi L, Gristina GR: Palliative sedation: the position statement of the Italian National Committee for Bioethics. Minerva Anestesiol, 83(5): 524-8, 2017.

14）Heijltjes MT, van Thiel GJMW, Rietjens JAC, et al.: Changing practices in the use of continuous sedation at the end of life: a systematic review of the literature. J Pain Symptom Manage, 60(4): 828-46.e3, 2020.

15）松田 純：安楽死・尊厳死の現在——最終段階の医療と自己決定．pp.13-47, 中央公論新社，2018．

16）盛永審一郎：終末期医療を考えるために——検証オランダの安楽死から．pp. I -III, 丸善出版，2016．

17）Conrad P, Schneider JW（著），進藤雄三（監訳）：逸脱と医療化——悪から病いへ［Minerva 社会学叢書 23〕．pp.321-403, ミネルヴァ書房，2003．

18）Walter T（著），堀江宗正（訳）：いま 死の意味とは．pp.65-83, 岩波書店，2020．

Part

V

死亡直前になって
患者の意思表示が
曖昧になったとき

# 7

## これまで薬を使いたくないと言っていた患者に対して、鎮痛薬を投与すべきか

（4つ目の事例➡p.66の続きの位置づけです）

「モリタ先生〜，本人がしっかりしてるときはいいんですけど，そのしっかりがなくなっちゃうと，またどうしていいかわかんなくなりました！」

——末尾が「なりました↘」ではなく，「なりました！」なのがアサヒ先生のいいところでもある。

「井本さんのことだよね？」

「そうですー」

　井本さんは肺がんの胸膜播種の痛みのある患者さんで，医学的にはかなり厳しい痛みではないかと思うのだが，もともと「自然志向」で，食べるものはすべて自然界から調達したもの，着る服も合成繊維のものはいっさい着ない暮らしを誇りに思ってきたという，あの患者さんだ。「薬物は害」というスタンスを守り続ける価値観を尊重したいという僕たちの方針を喜んでくれて，「他の病院は薬飲め，薬飲め，飲まないのが悪い，みたいな感じで本当に受診するのも嫌だったけど，ここは私のことをわかってくれるから嬉しい」と言ってくれていた。そんな井本さんだが，痛みの悪化に伴って，「痛み止めは自然じゃないからやっぱり嫌なんだけど，眠る薬は眠るという人間の自然な営みに近づけてくれるので，自分には今は必要だと思う」という気持ちに至り，痛みの強いときには（せん妄ハイリスクなので）クエチアピン

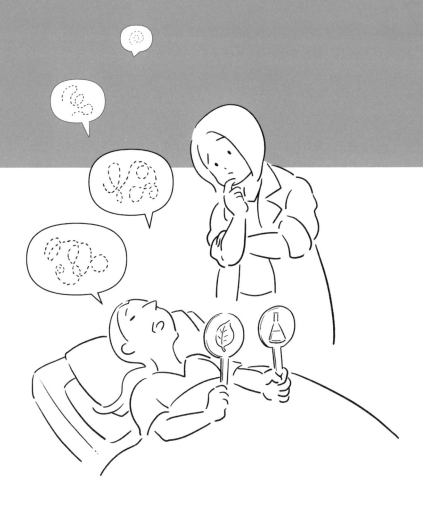

25mgを1〜2錠適宜内服することで，まあまあ痛みはあるが井本さんという人間らしい日々が送れていた。

　さて，アサヒ先生が困っているのは，もともとあったがん性髄膜炎の悪化に伴って意識が曖昧なことが増えて，これまでなら，「痛そうだけどどうしますか？」──「いいわ，いつものあれ，ちょうだい」といったやり取りができていたのが，今週になって，う〜ん……う〜ん……と右脇を抱えてうなっていることが多くなり（ここはもともと病変があって，さすったりなでたりして紛らわしていたところであ

る），痛みが増してはいるのだろうが，どういう対応をするかをしっかりと相談しようとしても返事が返ってこなくなったことだ。

「井本さん，痛みがありますか」

うん，う～ん……（痛みはありそうだが，はっきりしない視線で天井を見ている）

「お薬使いますか」

「……今日，今日はなんだっけ？ 飲んだかしら……う～～ん……（受け答えが定まらず，どういう薬を希望しているかしていないかも定まらない）」

「もう少し眠れるほうがいいですか」

「寝たい……ぐっすり寝たい……」（どれくらい眠りたいのかまでの話はできず，話している間にもうとうとしていくような感じ。うとうとしていくと目が開いて，胸部をさすってう～～っと苦悶様になる）

医学的には，胸膜痛が持続的にあり，そこにがん性髄膜炎の意識障害が重なって，意識の状態によって痛みを強く感じたり感じなかったりする時間があると考えられる。痛みを強く感じた場合にう～～っと苦悶様になり，痛みとして明確に体験してはいないかもしれないが，痛み刺激で苦痛になってはいるのだろう。通常の鎮痛薬，アセトアミノフェン，NSAIDs，少量のオピオイドの持続投与とレスキュー投与をすることで，鎮痛はできるかもしれない。

さて，問題は，これまで患者さんの価値観に合わないからと求めていなかったことを，今複雑な意思表示ができなくなったから始めていいのか，という状況とまとめられる。

──さあ，どう考えたらいいものか……。「かえって，個々の患者さんの価値観を気にしないで『痛み，取るべし！』でやってれば悩まないのかもしれないよねぇ……」とか言いつつ，ちゃんと言葉で説明しろと言われるとなかなか難しい。田代さんの顔が頭に浮かぶ……。

Dialogue

　意識障害を生じたときに何を基準にしていくのか，というのがここでの話題です。意識障害を生じる前までに，その患者の希望が一般的な（というのもどうかと思いますが，よくある，通常の，より大多数の人の，社会的により認知された）希望である場合には，普段医療側もそれに従ってやっているのでそもそも悩みが生じることはなさそうです。一方，患者の希望がちょっと違う（めったにない，通常とは違う，少数の人の，社会的にあまり認知されていない）希望の場合は，どこに着地したらいいか悩む事態になることはあると思います。

　議論の前提の知識として，終末期によく生じる意識障害であるせん妄と苦痛の理解についてまとめておきましょう。そもそも終末期の意識混濁を「せん妄」と呼ぶことそのものにも議論があり，今の精神医学的な診断基準に当てはめると，該当するものが他にないので（「せん妄しかない」ので）せん妄と呼んでいると考えたほうがいいかもしれません。終末期せん妄は，死が近づくことにより生じる臓器の障害（酸素が低いとか，肝臓の機能が下がったとか，脳循環が減少したとか）が原因で，急変する以外のほとんどすべての患者に生じます。「病気」というものが「異常」であることを示すとしたならば，そもそも人間全員に生じるようなものを病気のように診断することには抵抗がある人は，せん妄は，「通常の死の過程（normal dying process）」の一部であるという言い方を好みます。

　終末期せん妄の本態は「意識の障害である」というところが重要です。意識の障害というイメージは，お酒を飲みすぎたような感じ，真夜中によく寝ているところを起こされて急に目が覚めたけどぼうっとしている状態，眠剤を飲んで寝たけど朝早く起きていまひとつ頭が働かない状態（……をイメージできる人はそういないかもしれませんが），になります。程度によって，眠気が覚めて少し周りのことがわかることもありますし，もうぼーーっとしすぎて，ほとんど寝ているような

感じというときもあります。

　意識が朦朧としているときの痛みを人間がどのように知覚している<ruby>朦朧<rt>もうろう</rt></ruby>かはあまりわかっていませんが，寝ているときにも，「○○が痛い!!」まで明確ではないにしても，「どこかが痛い」「なんかつらい」「おかしい!! 助けてくれ」といった不快な感覚を感じているとしておきます（ここを，もし意識の障害があるからそもそも苦痛はない，と仮定すると，鎮痛薬を使うかどうかを悩む必要はなくなりますが，うんうんとうなっている状態では痛みは知覚されているもの，として緩和ケアを行うことを前提とする専門家が多いかと思います）。

　ぼうっとしているけどどこか苦しいときに，「痛いですか」「薬使いますか」「眠りたいですか」のように一つひとつを聞かれても，そんなに精緻には考えられないといった状態です。

　この事例ではすでに痛みの原因がわかっていますが，意識混濁のある患者でうんうんうなっているという状態を見たとき，緩和ケアで行うべきとされていることを**表1**にまとめておきます。最初に，うなり声が何かの苦痛の表現かを理学所見と画像所見から診断するように努力します。画像検査でがんのある場所を手でさする動作があったり，かばう動作がある場合には痛みであると想像しやすくなります。胃がんでもともと時々吐いていた人がしゃっくりしながらうなっているときは，ああ，胃内容がたまってるけど吐くに吐けなくて苦しいのかな，とか，お腹がぱんぱんに膨らんでいれば腹水か消化管のガスで苦しいのかな……とか，どこに苦しいところがあるかを想像する感じです。「うなり声＝苦痛」とも限らないのがなかなか難しいところで，ホス

---

表1 **死亡直前の意識混濁のある患者で，**
　　 **うんうんうなっているときに行うべき緩和ケア**

- うんうんうなっているのが，何かの苦痛の表現かを理学所見，画像所見から診断する
- 家族など患者をよく知っている人から，普段眠っている状態の発語や表情を聞く
- 苦痛があると判断した場合には，症状を緩和する手段をとる
- 苦痛緩和としては，薬物療法だけでなく，意識が混濁していることで訴えにくい不快感に注意する（尿閉，宿便，姿勢が不自然，背中に何か当たっているなど）

ピスで有名なのは「眉間のしわ問題」というのがあります。眉間にし
わがあると苦しいのでは？　となりやすいのですが，家族に聞いてみ
ると「は？　普段から寝てるときはこんな顔ですけど」ということにも
時々遭遇します。なので，「家族から普段眠っている状態の発語や表
情を聞く」というのも重要な情報になります。痛みや悪心など原因が
想定されれば苦痛緩和の対応をとっていきますが，「苦痛緩和として
薬物療法だけでなく，意識が混濁していることで訴えにくい不快感に
注意する」のがこの時期の大事なことです。尿閉（導尿すればよくな
る），宿便（摘便すればよくなる）が有名なのですが，足がベッドから
落ちていて自力で戻せないとか，肘から先が変なふうに曲がって身体
の下に入ってしまっているといった不自然な姿勢は，もとに戻すこと
でうんうんがなくなることがあります（なんかおかしい！　助けて！
のうんうん）。あーこれか!!　というのに時々あるのが，背中にお箸が
入り込んでしまったといった，何かに当たっているときもうんうんに
なりますが，理由がわかって簡単に取り除けるとうんうんも治まるの
で，短い時間なら笑い話になりやすいうんうんではあります。

　さて，この事例では，このようなうんうんうなっているときに行う
べき緩和ケアをひととおりアセスメントしてみたところ，やはり，も
ともとの左胸の痛み（がん疼痛）のせいでうんうんうなっている，と
理解されたということからスタートしましょう。

　死亡が日の単位か短い週の単位で起きそうな時期の意識混濁がある，
がん疼痛でうんうんうなっていると推定される，ただ患者さんはもと
もとの価値観で鎮痛薬は使わないほうがいいと思っていて理解し合っ
たうえで鎮痛薬は使わないで時々睡眠薬を使うくらいで折り合いをつ
けていた，今鎮痛薬を使うかどうかを相談することはできない，とい
う状態です。現場の医療者としては，うんうんを目の前にして，もと
もと患者さんの言っていた価値観も知ってはいますが，「普通に」使っ
たほうがいいものやら，使わないで見てあげたほうがいいものやら，
使うにしても何か工夫をしたほうがいいものやら，といった辺りに少
しもやもやを感じます。田代さんの整理はいかがでしょうか。

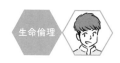

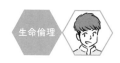 生命倫理

◉──「患者の意向」が直接確認できなくなったとき

　さて，この事例は困りましたね。本人が意向を表明できている間は私も人生観はそれぞれ，とすっぱりと言えましたけれど，その前提が崩れるとそう簡単に方針を決定することは難しいと感じます。この後の方針としては，今回は確か娘さんが付き添っていたように思いますので，まずは代諾者としての娘さんと相談しつつ，本人の反応を確認しながら最小限の苦痛緩和のための治療を進める，というのが現実的な線になりそうです。痛みを感じつつも薬物治療を拒否する意向を本人が明示的に表明している時点では，本人のなかでトレードオフが成り立っているという整理も可能ですが，この時点ではそれは前提にできないからです。特に井本さんの「説明モデル」（➡p.79）は，いっさいの薬物治療を拒否するものから次第に睡眠薬を受け入れる，という方向に変化してきたという経緯もありますし，より痛みが激しくなったときにも「本人の意向は不変だ」という決めつけも難しいように思いました。

　ただし，この辺りの判断は，本人がはっきりと意向を表明できなくなった際の「患者の意向の尊重」をどのようなものとして考えるかによって変わってくる部分があります。ですので，以下は私の判断の基礎になっている考え方を説明しつつ，背景にある考え方を整理しておきたいと思います。

◉──「以前に言っていたこと」をどのくらい重視するか

　これはしばしば医療現場でも経験されることだと思うのですが，患者さんがそれまで一貫して表明していた意向があるときクルっとひっくり返る，ということがあると思います。とりわけそれが急な事態で，本人の意識も朦朧としているような状態で示されると，これまで言っ

ていたこととの関係で急に方針変えても大丈夫かな，と思うようなことはあるのではないでしょうか。例えば，「心肺蘇生は絶対にしてくれるな」と言っていた終末期のがん患者さんが不整脈で倒れて搬送中に「心肺蘇生しますか」と聞くと頷く，というようなエピソードは実際あるわけです。また，本人が全く意思決定できない状態になった場合には，家族が代諾者としての役割を期待されることが多いわけですが，その家族がそれまで本人が言っていたこととは違うことを希望する，ということもあるでしょう。井本さんの事例でも，おそらく娘さんと相談すると，これほどお母さんが苦しんでいるのならやはり苦痛緩和のための治療をしてほしい，という意向を示すのではないでしょうか。こうした場面で問題になるのが，本人の過去の意向をどの程度重視するか，という点で，これは事前指示書をどれほど重視すべきか，という生命倫理学上の論争とも深く関わっています。

　1つの極にあるのは，本人が理性的に判断できる状態で示していた意向こそが大事で，その後冷静な思考ができない状態に示す意向は無視すべきだ，という立場です。このときに例として持ち出されたのがギリシャ神話のオデュッセウスの物語です[1]。オデュッセウスは航海の際に，美しい歌声で船員たちを誘惑し，船を海に沈めてしまうセイレーンに対抗するために，事前に自分を帆柱に縛り付けるように部下に命じます。そしてもし自分が航海中にセイレーンに誘惑されて「縄をほどけ」と命じても決して応じないように船員たちに言い，セイレーンをやり過ごすことに成功しました。つまり，この物語を持ち出すことで，一時的に単純な欲求や好みに踊らされて自分にとって最も重要なものを見失わないことこそが大事なのであり，そう決心した時点での決定を重視すべきだ，という主張がなされるわけです。

　しかしその一方で，いやいや過去の判断がずっと続いていると考えるほうが不自然で，人間は時間が経ったり状況が変わったりしたら意向が変化するのだから，そう単純に決められないよ，という主張もあります。こうした立場に立てば，本人が過去に示していた意向は今の決定を自動的に導くものではない，あくまでも考慮すべき1つの（も

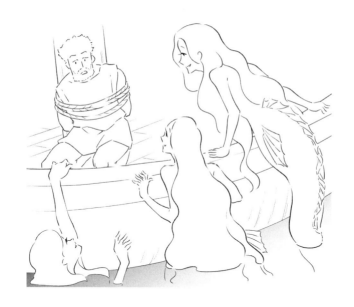

ちろん重要な) 要素ということになるわけです。とりわけ, オデュッセウスの物語で前提にされているような, 一時的な欲求や好みを我慢することで, その後により大きな利益 (生きて航海を続けられ目的地に着ける) が本人にあるはずだ, というような前提はこの状況では想定しにくいわけですから, 今, 井本さんがかつてなく痛みを感じている, という現実を簡単にやり過ごすわけにはいきません。ましてや医療者との関わりのなかで, 彼女のいう「自然」の意味も少しずつ膨らみをみせてきた過程を考えるとなおさらです。

　ということで, すでにおわかりだと思いますが, 私は後者の立場を支持しているので, 井本さんの事例に関しても, これまでの井本さんの意向をそのまま採用する, という方向では考えません。とはいえ, それは井本さんの過去の意向を無視することと同義ではないのです。引き続き彼女の過去の意向は意思決定の重要な考慮事項の1つとしては残り続けますから, 例えば代諾者となった娘さんと話し合う際にも, それを1つの出発点としながら, 今の状態でも井本さんはやはり治療を拒否するだろうか, と考えていくことになるはずです。もちろん緊急性が高い場合はいったん治療を始める場合もあるでしょうが, その

継続の可否を考える場合には，やはり本人の過去の意向は踏まえられることになるはずです。これが1つ目のポイントで，私が「娘さんと相談しつつ」と書いたことの実質的な意味はここにあります（あくまでも本人意思を推定する主体としての娘であり，その意思の推定の際には過去の意向が重要な考慮事項の1つになるという意味で）。

## ◉───「曖昧な意思表示」をどう扱うか

　もう1つこの事例で私が大事だと思っているのが，「本人の反応を確認しながら」という言葉に込めた点です。井本さんの場合，全く意思表示ができないというよりも，何かしらの反応はあるのだけれど，それをこちらがどう受け取ってよいのかがよくわからない，という状況だと思います。つまり，先ほどの話でいえば，セイレーンの歌声に誘惑されてフラフラと動き出し，本来の目的を達成できなくなってしまうのは本当にオデュッセウスが望んでいることではない，という話と関係しているわけです。これは例えば，生命倫理学の事前指示書に関する論争でも，「過去の私」なのか「今の私」なのか，という時間軸に絡んだ論点とは別に，よく考えたうえでの意向なのか，「好き」「嫌い」といった情動レベルでの意向なのか，といった別の軸を構成する価値判断になっていました。

　これについても結論を先に言ってしまえば，私は情動レベルの意向，さらには非言語的な身振りや表情も無視することはできず，それもまたやはり本人意思を推定する際の重要な要素の1つである，と考えています。要は，本人が明確に意向を表明できない場合には，周囲の人間が本人の意向を「推定」するしかないわけですが，その際に「これさえあれば正解」ということはなく，過去に本人が示していた意向も，家族が代わりに考える今の本人の意向も，医療者がおぼろげに読み取った反応も，すべてを総合的に考慮して判断することが必要だろう，と考えているわけです（もちろんそれはとてつもなく難しいことなのですが，実臨床では実際にそうした総合的判断が日々下されていることも事実だと考えています）（**図1**）[2]。

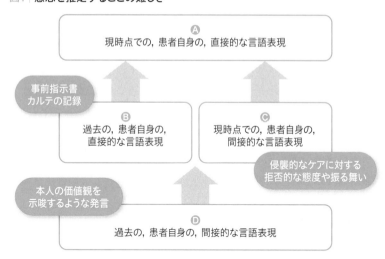

**図1 意思を推定することの難しさ**

現時点での，患者自身の，直接的な言語表現　Ⓐ

事前指示書
カルテの記録

過去の，患者自身の，直接的な言語表現　Ⓑ

現時点での，患者自身の，間接的な言語表現　Ⓒ

侵襲的なケアに対する拒否的な態度や振る舞い

本人の価値観を示唆するような発言

過去の，患者自身の，間接的な言語表現　Ⓓ

〔令和3年度厚生労働省委託事業 本人の意向を尊重した意思決定のための相談員研修会資料. p.122, 2021 より一部改変〕

　なお，国によってはこうした情動レベルの意向を法的に明確に位置づけている場合があります[3]。ドイツでは「自然的意思」とこれを呼び，「その表明時に責任ある自由な意思形成の能力を欠く人の現下の意思の表れ」と解し，ある政府文書では，これは過去の事前指示に優先すると明確に述べています。もちろん，こうした「自然的意思」は場合によっては言語ではなく，身振りや表情で示される場合もあり，森田さんが指摘された「眉間のしわ問題」のような誤解を生むこともあるでしょう。ですので，そこにはどうしても解釈が必要になってくるわけですが，そうした解釈を確かなものにするためにも，過去の意向も含めて使えるものは何でも使い，関係者がなるべく多面的に考えるということはとても大事なプロセスになってくると思います。

　とはいえ，こうした方針が緩和ケアの現場にとってどの程度納得いくものかは不安なところはあります。実際のところ，現場では本人が意思決定できなくなったときの医療の進め方はどうなっていて，何が正しいと考えられているのでしょうか。

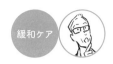

緩和ケア

◉————現場での判断：
「反応を見ながら苦痛緩和を進める」は
直感的に正しい気がする

　最初に事例に関する結論部分，「代諾者としての娘さんと相談しつつ，本人の反応を確認しながら最小限の苦痛緩和のための治療を進める，というのが現実的な線」という田代さんの見通しは直感的に正しい（妥当だ，頷ける）と感じます。「図」が自分にはわかりやすいのでこれも図に書いてみました（図2）。まず始める通常の（ほどほどの）緩和治療としては，具体的には，内服ができるようなので何らかの鎮痛薬の経口投与を多くの臨床家は考えるでしょう。場合によっては，「痛み止め飲みましょうか」とわざわざ言わなくても，夜に痛みがくることが多くて眠れないなら，「よく眠れるようにこれも飲んでおきましょうか」のように，これまで飲んでいた睡眠薬と同じ時間に1日1回の内服で有効な徐放剤を用いるなどの「善意の工夫」をするかもしれません（これは多少の賛否があるかも）。

**図2｜当面妥当そうな方針の見通し**

```
                                      ┌──────────────┐
                              よさそう │ ほどほどの（通常の）│
                         （笑顔，受け入れている，│ 苦痛緩和を継続  │
                         少なくとも拒否的ではない）└──────────────┘
┌──────────────┐
│ 様子を見ながら    │
│ ほどほどの（通常の）│                ┌──────────────┐
│ 苦痛緩和をはかってみる│              │ 違う形での      │
└──────────────┘                │ 苦痛緩和を模索    │
                              よくなさそう │ ● 注射より内服，  │
                         （不満そう，拒否的）│   内服より貼付剤  │
                                      │ ● 定期投与より頓用 │
                                      │ ● 薬物より      │
                                      │   非薬物的な方法  │
                                      │         …など │
                                      └──────────────┘
```

ほどほどの鎮痛をする過程で，よさそうな感じ（笑顔が見られる，受け入れている，少なくとも拒否的ではない）であれば治療を続けるし，（鎮痛薬を用いることが）よくなさそう（不満そう，拒否的な感じ，はっきりと拒否する──薬を飲まないなど）なら他の方法を考えると思います。他の方法といっても，苦痛緩和を全くしないという感じではなく，おそらく，患者の受け入れられる範囲の方法をみつけていくかなぁと思います。例えば，注射より内服，内服より貼付剤といったようになるべく自然そうな方法を使ってみる；定期投与だと痛くないときにも薬を飲む感じになり人によっては不必要なものと考えやすいので，定期投与はせずに「痛みを感じ始めたら」頓用を使うといった使い方を中心にする，などです。

　緩和治療をしてみようと思う大きな理由として，田代さんがすぐれた指摘をされたように，この事例では，最初は薬物を使用したくなかったとしても，徐々に（実際に体験するにつれて），睡眠薬の使用を望むようになっていることがあります。気持ちの奥底までは知れませんが，患者の考える善，患者の考える自然そのものが変わっていった形跡が見られるからです。痛みが軽くて意識が清明だったときは，確かに，「薬は使いたくない」という価値観を明確に表明していらっしゃいましたが，痛みが強くなってきた段階では，鎮痛薬はまだとはいえ睡眠薬を使うことは希望されるようになっていました（**図3**）。

　このような実際の体験に合わせて希望が変わっていくことは，臨床的にはよく出合う状況です。今意識の混濁した本人が，本当の気持ちの奥底でどう思っているのかを詳しく教えてもらうすべはありませんが，経過から考えて，すべての薬を全く受けつけない価値観というわけでもなさそうだ，と主張するそれなりの合理性はあるように思えます（自分の考えとしては，もしいっさいを受けつけていなかったら，使ったとしても薬は明らかに痛そうなときだけなど，より控えめになるかもしれません）。

　もう1つ田代さんの説明でいいなと思ったところは，「情動レベルでの意向」の価値です。患者が全く意思表示できないのではなく，な

図3│患者の気持ちの経時的な変化

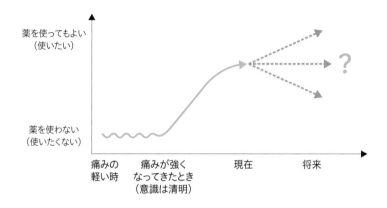

んらかの反応はあるということがこの事例の（この時期の）ポイント
だといえます。終末期の意識混濁では、「宇宙人に捕まって毒薬を打
たれる‼」といったはっきりした幻覚や妄想のために「本人が言って
いたこと・考えているだろうことと明らかに違う」こともあります。
その場合は、抗精神病薬で幻覚・妄想状態を治療するのが一般的です
が、そういった状況は稀です（セイレーンの歌声は、無理やり考えを
変えさせられてしまうこのレベルなのかもしれませんね）。内科疾患
の終末期の場合、意識の障害はあっても、どこかしらにその人がそれ
まで持っていた考えが現れていることが多いと思います。排泄で人の
手を借りたくない（自分でトイレに行きたい）と思っていた人は、意
識が混濁してもトイレに行きたいと立ち上がるでしょうし、（井本さ
んとは逆で）注射してもらうと安心すると言っていた人は、「さっきお
薬入れましたよ」と看護師さんに言われると安心した表情になること
が多々あります。意識混濁した井本さんでも、薬を飲むのが本当に嫌
だ、点滴するのが本当に嫌だ、ならどこかにその素振りが出るでしょ
うから、嫌な「間接的表現（自然的意思）」が生じていないなら、その
緩和治療を希望している（受け入れている、少なくとも拒否はしてい
ない）と考えてさしつかえないように感じます。このような「情動レ
ベルでの意向」を取り入れて意思決定していくというのは、現場でも

マッチしているなと思いました。

　さて，直感的にはそれでいいと思うのですが，田代さんからの質問
を受けて，「患者本人の意識が混濁してきたときの医療の進め方」を自
分なりに整理してみました。緩和ケアがテーマなので，「苦痛をどれ
だけ取れればいいか」という視点で考えてみます。

　そもそも緩和治療をどの程度行うのがいいかが悩ましい理由には，
「苦痛がどれだけ取れれば合格か」は患者にしかわからないという事
実があります。学問的背景としては，「苦痛そのものの大きさがどれ
くらいになればいいか」（例えば，NRS が 0 になってほしいという人
と 5 くらいでいいという人がいる）という視点と，「○○を犠牲にする
なら苦痛はこれくらいでいい」（例えば，眠気が増えてしまうなら痛
みは今くらいのほうがいい，食欲が減るなら痛みはこれくらいでいい，
便秘で気持ち悪くなりやすいので痛み止めはこれくらいにしてほし
い）という 2 つの視点があります。前者を，personalized symptom
goal（PSG，痛みの場合はpersonalized pain goal: PPG）といい[4, 5]，
後者をトレードオフ課題といっています[6]。トレードオフ課題の古典
的研究では，鎮痛が不十分な患者さんに「どうして鎮痛薬を増やさな
いのか」を聞いていったところ，薬を増やしたくない，便秘になる，
食欲が減る，眠気が増える……など様々な理由があり，人は痛みだけ
を減らしてほしいと思っているわけではなくて，服薬に伴う「よくな
いこと」と折り合いをつけてやっているよね！　というものが有名で
す[7]。ですから，意識がしっかりしているときは，患者さんに聞いて，
「今くらいでいい？　もっと??」と確認することが必須になります。
「便秘がこれ以上ひどくなるとよけいに困るから」なら，下剤を工夫
するような方法があるのですが，「眠気がこれ以上増えるとよけいに
困るから」になると少し選択肢の幅は狭くなり（方法はありますが），
さらに，「薬を飲むということ自体が好きじゃなくて……」になると，

図4 意識混濁してきたときの緩和治療の進め方

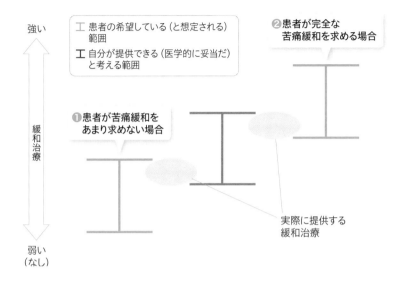

それは患者さんに判断してもらった基準を中心に考えようとなります。意識混濁になると困るのは，この，絶対的な拠り所としての患者の判断が失われる，というのがことの本質だと思います。

　意識混濁が生じたときに緩和治療を決めていく，僕が考えているプロセスを視覚化してみました（**図4**）。まず，どんな場合でも「医師として提供しても妥当だと思う緩和治療の範囲」がある程度あると思います（僕は多少広めかもしれません）。実際の患者さんはたいていこの守備範囲内のどこかでよしとしてくれるのですが，これが，ときに，何らかの事情で，「より少なく苦痛緩和を求める」か「より完全な苦痛緩和を求める」になると医師は葛藤を感じるわけです。患者が苦痛緩和をあまり求めない場合は，井本さんのように，「本来は提供できる方法で苦痛はなくなるのに……」という気持ちになり，逆に，患者が完全な苦痛緩和を求める場合は，見た感じは苦しい時間があまりなさそうなのにもかかわらず，（精神的に）つらいから早く逝かせてほしい・もう眠らせてほしいと希望されて，「いや，それはちょっとどうなのか……」という気持ちになります。

患者さんに意識がある場合は，患者さんと相談して，共有できる範囲のどこらへんで折り合いをつけるかを決めるのに対して，意識障害があると相談して決める絶対基準がなくなります。その場合には，家族の言葉だったり，看護師とのミーティングだったり，何かの「相談システム」のようなものを拠り所として，守備範囲のどこで折り合いをつけるかを決めているという感じだと思います（すべての医者がこうなのかはちょっとわかりませんが，少なくとも僕の周りは……）。患者の意識がないからといって，自分のストライクゾーンだけを見て決めるわけではない，という感じでしょうか。

## ◉──「先々のことはわからない」

さて，この事例に関して田代さんの説明のなかで，「一貫して表明していた意向が，あるときクルっとひっくり返る」「人間は状況が変わったりしたら意向が変化する（のは当たり前）」といったところに頷きを覚えたので，自分の考えを補足しておこうと思います。

筆者は，「人間は経験していないことをあらかじめは決められない」と思っています。まして，医療のことはほとんどの人がそれほど具体的な状況を知ってもいないし体験してもいないので，その状況になってみないと想像できないのではないか……。簡単なこととして，普通の人は，「痛い」といってもどれくらい痛いのか体験していないのですから，痛みそのものも，痛みを抱えながら夜ひとりで起きているのが続いた日の朝の気持ちも本当には実感できないでしょう……だから，「以前の意思」を絶対的に考えなくてもいい，というのが筆者のこの文脈での考えです。さらに，もし知識があったり似た体験をしたとしても，実際に「今」なったときには，想像していたのとは違う可能性も高そうです。これは，「実際になってみると，健康なときに思っていたほど悪くない」文脈を指す場合にはdisability paradoxと呼ばれて有名です。例えば，「寝たきりになったら生きてなくてもいいや」と思っていても，実際に寝たきりになると，健康なときには感じられなかった「小さなこと」が幸せに感じられる──例えば，お水を普通に

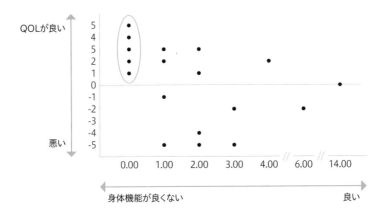

図5 身体機能の低下とQOL（disability paradox）

QOLが良い

悪い

身体機能が良くない　　　　良い

（Kuzma-Kozakiewicz M, Andersen PM, Ciecwierska K, et al.: An observational study on quality of life and preferences to sustain life in locked-in state. Neurology, 93(10): e938-45, 2019）

飲めたり，家族の作ってくれたなんてことのないお味噌汁がとてもおいしく思える……，といったことです。実証研究では，例えば，ALSで寝たきりの患者のQOLのほうが身体活動のできる患者より良い（**図5**）[8]とか，人工肛門のある患者さんのQOLは人工肛門のない時に想像するより良いなどの知見から示唆されています。

　終末期では逆に，「思っていたよりつらい」のほうを聞くことも少なくない気がするのですが，いずれにしても，「（将来）○○になったらどうしたい」が表明されていたとしても，結局のところ，実際になってみるとあらかじめ想像していた希望は「クルっと変わってしまう」ことはあるのが当たり前というか，完全に同じであることを想定しているほうが不思議という感じがします。「人間は実際に体験するまで」どうなるかを事前に決めることなどできない」くらいに考えて，ものすごくこと細かに将来の希望を明示していた人を除いては（つまりはそういう人はめったにいないので，たいていの場合では），実際に体験しているときの（曖昧であっても）意思表示を重視する方針のほうが自分にはしっくりきます。

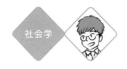

社会学

◉───意向を推定する際の留意点

　森田さんの話を聞いて，今後の方針についての私の見通しが，現場の感覚と大きく外れてなさそうで安心しました。また，意識が混濁してきたときの薬物治療の進め方について，本人のそのときの反応を見ながら少しずつ，というイメージがよくわかってよかったです。いや，当たり前のことなんですが，この場面ってすごく難しいことをやっているんだよなぁ，というのが率直な感想です。社会学者はこういう専門家の実践をうまく描き出すような仕事をしていかなければ，と改めて思いました。

　さて，今回は森田さんから「人間は，経験していないことをあらかじめは決められない」という力強い宣言もあり，アドバンス・ケア・プランニング（ACP）的な話題が入ってきていますので，この点について私の考えを改めて整理しておきます。要点はすでにお伝えした通り，「以前話し合って決めた内容は，本人が決めることができなくなった時点でその通りになるとは限らないけれど，とても大事な考慮事項の1つ」というものです。この考えを前提とした場合，本人の意思決定能力が大きく減退したり，本人の意向が確認できなくなったりした場合の意思決定においては，重要な点が2つあると考えています。

　1点目は，disability paradoxに見られるように，本人が実際そういう状況になると意向が変わりうる，という点です。私も以前，閉じ込め症候群（locked-in syndrome）の患者のQOL調査の結果を見て大変驚いた記憶があります。それは，患者の72%が「幸せだ」と回答し，閉じ込め症候群になってからの時間が長いほどその幸福度は高い，というものでした[9]。この結果は，しばしば一般市民対象の意識調査で，こうした状態になったらそれ以上生きていたくないと答える人が多いという現実をひっくり返すものです。遷延性植物状態（PVS：

persistent vegetative state) の研究で有名なA. M. Owenは，この結果を受けて，「最悪の事態になったら自分はどう思うかという予想が誤っていることがうかがわれる」と指摘しています[10]。この意味で，過去の意向に加えて，かすかな反応であっても，目の前の本人から何らかの意向の変化をくみ取ろうとする医療者の努力は極めて意義深いと思っています。

　２点目は，本人の状態を評価する周囲の人間はその状態を「経験していない」ので，その状態のことをよく知らないだけでなく，偏見を持っていることを前提とすべき，という点です。実際，様々な疾患領域の研究において，医師や家族によるQOL評価が，本人よりも低いことがよく知られており，倫理的な判断の際に考慮すべきであることが繰り返し指摘されてきました。要は，本人はそこまでひどいと思っていなくても，医療者や家族が「こんな状態になってかわいそうだ」と思い込み，そこから「本人はこうしたいに違いない」という憶測を始めてしまう，という話です。こうした憶測は病気や障害に対する偏見や差別による場合もあり，私を含め，周囲の人間はみなこうしたバイアスから自由ではない，ということはしっかりと共有しておきたいと思います（この辺りが代諾や最善の利益の判断の難しいところです）。その意味で，本人の過去の意向や今示している反応を軸にしながら考えることはやはり大事なのでしょう（周囲の思い込みだけで突っ走らないような「歯止め」になってくれる）。

## ◉──「本人の意向」をどう捉えるか

　さて，以上のような整理を踏まえて，さらに考えておきたいのは，実は本人の意向を「可変的なもの」として見る，という視点は，なにも本人の意向が不明確な場合に限らない，ということです。この点について，私は本人の意向が確認できる場合においても，「患者の意向」は「幅のある複数の意向からの仮決め」として捉えたほうがよいと考えています。これは逆に言えば，必ずしも本人の意向は１つの「本音」に収れんするものではなく，ある幅のなかで複数の意向が競合し

ており，状況によって強く出たり引っ込んだりするものと捉えたほう
がよい，ということです（なのでそれはチェックボックスへのチェッ
クで簡単に把握できるようなものではない）。もちろん，それは医療
者にとっては面倒な話なのだと思いますが，しかし人間はどうしたっ
て面倒だ，というのが真実ではないでしょうか。

　そもそも本人の意向というものは，「誰に対して」「どんな状況で」
という文脈によって様々に変化しうるものです。実際，私たちは日常
生活においても相手によって話し方や話す内容をコントロールしてお
り，人によって見せたい自分を変えています。だからこそ，相手が医
師なのか，看護師なのか，家族なのかで患者の言うことが違う，とい
うのはある意味当たり前のことなのです。もっとも，それはまるでデ
タラメなものではなく，通常は一定の「幅」に収まるものでしょう。
つまり，様々に本人から意向が示された際には，それらを持ち寄り，
突き合わせていくことで，本人の迷っている幅がわかる，というわけ
です。この点で，意思決定プロセスに多職種が関与することが大事だ，
とよくいわれるのですが，その重要性はこの「幅の把握」に見出せる，
というのが私の考えです（要は，医師に言ったことと看護師に言った
ことが食い違っていたとすれば，いずれかが「正解」というよりも，
その間で揺れている，と受け取ればよい）。

　例えば，私自身がインタビューしたある多発性骨髄腫の患者の例で
考えてみたいと思います[11]。この患者は主治医から，末期であり残
された時間が限られていることを告げられていました。そのうえで，
それでもさらなる抗がん剤治療を選択するか，緩和ケアに切り替える
かの選択を迫られていたのです。彼女は初回のインタビューでその際
の意思決定を振り返りつつ，自分の信仰する宗教の教えや友人からの
アドバイスを取り入れて，自分なりの死生観に従って残りの人生を楽
しんで生きるために積極的に緩和ケアを選択した，と私に語りました。
ところがその一方で，2回目のインタビューでは，この同じ意思決定
について，病弱な夫の協力が得られそうにないから抗がん剤治療を断
念した，という別の理由が語られたのです。またそこでは，別居して

いる息子に自分の信仰や財産，夫の世話を引き継いでほしい，という要望も語られました。実は初回のインタビューでは夫や息子に対しては不満しか語られなかったので，私としてはまさか息子に帰って来てほしいとか，自分の死後の夫が心配だとか，そういう思いがあるとは夢にも思っていなかったのです。

　さて，この2つの語りは一見矛盾した語りであって，「建前と本音」のように見えるのですが，私はそうではないと考えます。この両者の語りの背景には，それぞれ異なる自己の存在があり，前者は信仰を共にする仲間や友人たち，緩和ケアに関わる医療者との間で現れ，後者は夫や息子などの家族との関係のなかで現れるのです。そして，この2つの話は本人の家族に対するアンビバレントな思いを反映している以上，一度に話すことができない構造になっています。こうしたことを踏まえれば，私たちは患者の自己には様々なものがあり，今表出されている意向が常に可変的なものであることを踏まえて関わっていく必要が生じるのではないか，というのが私の考えです。

◉───　生活史研究における「ヴァージョンのある話」

　翻って考えてみると，実はこうしたエピソードは個人の生活史を聞き取る調査研究のなかで，社会学者も経験してきたものです。小林多寿子は，同じ人物に複数回のインタビューを行うと同じエピソードが細部を変えて繰り返されたり，別の解釈を伴って提示されることを指摘し，これを「ヴァージョンのある話」と呼びました[12]。彼女は，こうした事態が生じるのは，何度も会うなかで話し手と聞き手の関係が変わっていくことに伴うもので，その背景には状況に応じて私たちが自己呈示を変える実践があると指摘しています。また，さらに遡れば，日本における生活史研究の出発点である『口述の生活史』（1977年）においても，すでにこの点が指摘されていました。この本を書いた中野卓は，公害調査のなかで出会った1人の老婆（「奥のオバァサン」）に繰り返しインタビューを行い，その語り口を活かしつつ編集したものに注釈を付けて出版したのですが，その注釈の1つに以下のようなも

のがあります。

> 居中金次郎と「私」のあいだにできた子が，生れるなりすぐに死
> んだあと，金次郎の，京都の母が，赤ん坊の死んだのを知らず
> に訪ねてきたいと手紙をよこしたことから起る騒ぎについては，
> 二通りの話がある。ここで示すのは，一九七六年七月の面接で
> 聞いた話である。それは一九七五年二月に聞いた話を，テープ
> から文字に起しているとき，補充して聞いておきたいことがあっ
> たので部分的にもう一度たずねたところ，はじめからもう一度
> 話してくれたのであるが，このときの話は，まだ神戸にいる間に，
> そのことがあったという話である。さきに一九七五年に聞いた
> 話はそれが満州でのことになっている。同じことについて二通
> りの話があり，どちらかが思い違いにもとづくもので，それが，
> それなりに，それぞれ，話すうちに成長したものであろう。編
> 者は，そのどちらかが本当にあったことなのかを聞きたしかめて，
> どちらかを捨てる必要は感じない。いずれも，それなりに編者
> の知りたい一面，「私」の精神世界を知る貴重な資料だからであ
> る[13]。

　というわけで，私自身は「患者の意向」というものは，ここで中野
のいう「『私』の精神世界」に近いものであり，それは何も医療のなか
だけの話ではなく，私たちが日常生活で日々経験していることと地続
きだろうと考えているのです。

緩和ケア

　田代さんがここで伝えようとしていることの核心は，医療現場で「患者の意思は○○です！」「患者の意思はどっちが正しいの？」と言っているけど，それ，そんなに確実な単一のものでもないよねというメッセージと受け取りました。意思表示の不安定さは複数の理由があって生じるものです。最も想像しやすいものは，「そもそもなったことのないことはわからない」「なって初めてわかる」ということですね。これをもっともらしくdisability paradoxといったりするわけですが，本来的に，本人でもなったことのないことはわからない，なった本人でもない医療者はさらにわからないことは自覚しようよ，ということがまず1点目だと思います。

　そして，社会学で用いられる「ヴァージョンのある話」や「『私』の精神世界」という言葉を用いて，人は相手が変わったり，時間経過が変わると説明の仕方そのものが変わるのは当たり前だと指摘してくれ

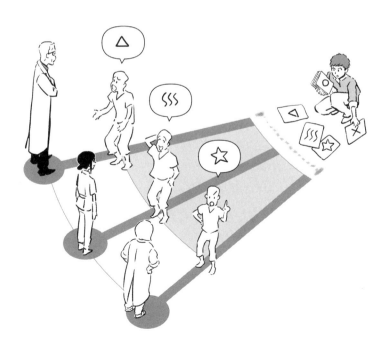

ました。意向を伝えるなかで，まるで矛盾した内容を表現されること
はありますが，それは，「患者の意思表示が変わってしまった‼」と
びっくりする特殊なことではなく，人間が日常的に行っている，表現
（意向，語り，認識）の幅の表れの違いに過ぎないんじゃないですか，
ということだと理解しました。医療者も普段自分の生活を考えると，
「ねぇ，こっちとあっち，どっちが好き？」とか言われるときに，場
合によって「こっち」だったり「あっち」だったりすることも多いはず
です。でも，「患者の意向」になると単純に答えは1つしかないはず
だ！ と思い込んでいることを社会学者の眼から俯瞰して，「それ，ど
うですかね？」と言ってくれているんだと思います。治療の希望には
幅があって，その幅のなかで出方が違ってくるというイメージも臨床
的に有用だと思います。

　緩和ケアでの意思決定の難しさは，終末期に意識が混濁していくな
かでも，なんらかの日々の決断を積み重ねていかなければならないと
いうところです。ここに，そもそも，「人は経験していないことはわ
からない」，そもそも，「人の表現（意向，語り，認識）は相手や場合
によって変わるのは当たり前」，そもそも，「自分という存在さえ自分
だけで成り立っているわけではない」という視点をくれたというふう
にまとめておきたいと思います。

## ◉────まとめ（図6）

　今回の事例は臨床的な直感ではそれほど難しくないのですが，ちゃ
んと説明しようとすると本書のなかでもかなり難題に属すると思いま
す（他の事例に比べて，もやもやがすっきりする度合いは低いかもし
れません）。緩和治療薬を使いたくないと言っていた患者が，死が近
づくにつれて自然経過で意識が曖昧となり，しかしながら，何か苦痛
があるようで，うんうんとうなるような苦しそうな感じになってきた
ときに，どう対応するべきかを図6にまとめました。

　緩和ケアの立場からは，まず，意識障害について，死亡直前期の意
識混濁（せん妄）は自然な死の経過の一部である（ほとんどの患者で

図6｜薬を使いたくないと言っていた患者に鎮痛薬を投与すべきか──俯瞰してみる

**緩和ケア**

- 死亡直前期の意識混濁（せん妄）は自然な死の経過の一部であり，ほとんどの患者でみられる
- 意識の低下は変動するため，意識がよい時には状況の認識や意思表示が可能なことがある
- 人間は体験していないものについて，確実に自分の希望をあらかじめ予測することはできない（disability paradox）

**臨床的な対応**

- 苦痛の原因が何かをアセスメントし，薬物療法で緩和できるものかを判断する（尿閉，宿便，体位などそもそも薬物療法の適応ではない原因によるつらさに対応する）
- 患者の希望として，「幅がある希望」を想定する
- 患者の（言語以外の）反応を確認しながら，緩和治療薬の使用で患者にとっていいことが生じるかを評価する

**生命倫理**

- 意識が混濁したときに，以前の意思表示を重視するか，意思が変わるものとみなすかは両方の立場がある。後者の立場では，以前の患者の意思は，意識が混濁した場合の治療方針を決める重要な要素ではあるが，絶対ではない
- 意識が混濁していても，治療を受け入れている（嫌がる・抵抗する）という反応は意思表示の一部である（自然的意思）

**社会学**

- 患者の意思表示は，相手や状況によって少しずつ違うのが当然である（ヴァージョンのある話，『私』の精神世界）

みられる）ということ，そして，意識の低下は１日のなかでも変動するため，意識がよいときには状況の認識や意思表示が可能なことがあることをまずおさえておくことが重要です。せん妄だから意識混濁だから何も本人から聞くことができない，のではなく，意識障害だからこそ，しっかりしているときに何か希望を表す言葉を口にしているかもしれない，という視点を持つことができます。

　次に，意識が混濁すると何が苦痛なのかをつかみにくくなるのです

が，このときだからこそ，苦痛の原因が何かを画像所見や理学所見から正確に診断することが大事です。意識混濁があるときに見落とされやすい苦痛の原因として知られているのは，尿閉，宿便，体位による苦痛ですが，これらはそもそもオピオイドで緩和するわけではないので，薬物療法の適応になりません。今回の事例のように画像所見が手に入る場合には，患者が痛がっていそうな（苦しがっていそうな）場所に病変があるのか，薬物療法で効果があると見込まれる苦痛なのかをきちんと確認するようにします。

　意思決定という点では，緩和ケアと生命倫理の双方から，「人間は体験していないものについて，確実に自分の希望をあらかじめ予測することはできない」ことを知っておくと，患者の「今の意思（と思われるもの）」を中心に考えることにつながります。読者は緩和ケアの臨床経験のある人が多いと思いますが，それでも，「○○の状況に自分が本当になったときにどう思うか」をあらかじめ予測して，絶対に変わらないと言い切れる人はどれくらいいるでしょうか。まして，ほとんどの患者は初めてその病気の体験をしているまっただなかであり，過去の意思表示は，実際に体験してみると変わる可能性があることを納得させるだけの多くの知見があります。

　意識が混濁したときの本人の意思に関する生命倫理の見解は，以前の意思表示を重視する，意思が変わるものとみなすという両極端の2つの立場があります。本書では，森田・田代とも後者の立場をとりました。後者の立場では，以前の患者の意思は，治療方針を決める重要な要素の1つではあるものの，絶対的なものではありません。今の患者の間接的な表現（治療を受け入れている，嫌がる・抵抗するという反応）も意思表示の一部であると考えます（自然的意思）。

　さらに，社会学的な観点からは，患者の意思表示や，患者そのもの（人そのもの）がそれ単体でできあがっているものではなく，相手に応じて，時間に応じて，場合によって，「幅のあるもの」である現象を説明しました。

　以上の点から，臨床的な対応としては，まず医学的に苦痛の原因を

アセスメントし，苦痛に対して薬物療法の適応があるかを判断します。医学的な適応があるとした場合には，患者の希望として「幅がある希望」を想定しながら，「患者の反応を総合的に確認しながら，緩和治療薬の使用で患者にとっていいことが生じるかを評価する」ことが妥当だと思います。つまり，「以前に治療を希望していなかったから」をそのまま今の患者の意思とするのではなく，状況が変われば患者の意思は変わっている可能性を考えて，なるほど変わっているかもしれないと納得できるならば，今の患者の反応を見ながら緩和治療を行うのが妥当といえるでしょう。直感的にはそれ以外ないだろうなと思うのですが，どうしてこれが妥当かという説明については，「人の意向はもともと幅のあるもので，現実になってみたら変わるものである」という医学的・人文科学上の知見に支えられていることを味わってください。

## Epilogue

「……ふんふん♪」（アサヒ先生が上機嫌でパソコンに向かっている）

　……井本さんはその後どうなったのか悩んでいなさそうなところを見ると，まあまあのところに落ち着いているのだろうか。特段相談したいことがあるわけでもないときに「○○さん，どう？」と聞くと，「なんだよ，うざいな」のような感じにもなるし，行き詰まりまくってから「○○さん，どうかしたの？」と聞くと，「今さらなんだよ!!」になるので，乙女心は難しい……。

「ねぇねぇ，うまくいってればいいんだけど，井本さん，いけてる？」

「あ！ 聞いてもらえます?!」──タイミングはばっちりだったようだ。

　アサヒ先生によると，井本さんについてはその後，一度病棟でカンファレンスをもった。医学的適応と患者の意思の２つを検討したが，医学的適応からは今の苦痛はがん疼痛で少量のオピオイドで鎮痛できると見込まれることを共有した。もし使うとしたら，投与方法は患者に（余計な心理的）負担を与えないような，貼付剤と内服薬を想定した。患者の意思の観点からは，「薬物は使いたくない」と言ってはいた

ものの，それは苦痛がほとんどないときの話で，苦痛が出てからは少なくとも睡眠薬を希望されるなど，「体調を維持するためには薬を使うのもいいかも」という気持ちになっていたことを拠り所に，苦痛が悪化している今の状態では，なんらかの鎮痛薬を希望されると推定しても合理的であるとみなされることを共有した。そして（結果的にはありきたりではあるが），フェントス®テープ1mg，疼痛時にオキシコドン2.5mgを，夜間はクエチアピン25mgと一緒に内服という方針をとり，まあまあ鎮痛できてことなきを得ているとのことだった。

　ちょっと工夫していることといえば，「痛み止め」とははっきり伝えてはおらず，「眠りたいときに眠れる薬」という説明の仕方をそのつどしていて，それで嫌がるような（不満な）様子や，意思と違うことをされているという感じはないことを全体的な様子から確認していることである。娘さんにもこれでよさそうかは聞いているが，娘さんに決めてくださいというスタンスではなく，医療者から見ていいと思うことをやっており，それは患者の意思にもかなっていると思うという関わり方をしている。

　疼痛時の内服ができなくなったら持続皮下注射（の早送り）を使うことになるかもしれないが，それはそのときの最善をまた考えればいいかな，という気持ちでアサヒ先生も心に余裕が生まれたようだ。1つ経験が増えたね。よかった，よかった。

「で，なんでふんふんしてるの？」

「……それは個人情報です！」——こっちは聞いてはいけなかったらしい。

### 文献

1）日笠晴香：予め決めておく——事前指示をどう考えるか．清水哲郎（編），高齢社会を生きる——老いる人／看取るシステム．pp.47-68，東信堂，2007.
2）令和3年度厚生労働省委託事業 本人の意向を尊重した意思決定のための相談員研修会資料．p.122，2021. https://www.mhlw.go.jp/content/10802000/000936790.pdf
3）松田 純：安楽死・尊厳死の現在——最終段階の医療と自己決定．pp.13-47，中央公論新社，2018.
4）Hui D, Park M, Shamieh O, et al.: Personalized symptom goals and response in patients with advanced cancer. Cancer, 122(11): 1774-81, 2016.
5）Watanabe YS, Miura T, Morita T, et al.: Comparison of indicators for achievement of pain control with a personalized pain goal in a comprehensive cancer center. J Pain Symptom Manage, 55(4): 1159-64, 2018.

6）Uchida M, Morita T, Akechi T, et al.; Phase-R Delirium Study Group: Are common delirium assessment tools appropriate for evaluating delirium at the end of life in cancer patients?. Psychooncology, 29(11): 1842-9, 2020.

7）Weiss SC, Emanuel LL, Fairclough DL, et al.: Understanding the experience of pain in terminally ill patients. Lancet, 357(9265): 1311-5, 2001.

8）Kuzma-Kozakiewicz M, Andersen PM, Ciecwierska K, et al.: An observational study on quality of life and preferences to sustain life in locked-in state. Neurology, 93(10): e938-45, 2019.

9）Bruno MA, Bernheim JL, Ledoux D, et al.: A survey on self-assessed well-being in a cohort of chronic locked-in syndrome patients: happy majority, miserable minority. BMJ Open, 1(1): e000039, 2011.

10）Owen AM（著），柴田裕之（訳）：生存する意識──植物状態の患者と対話する．pp.186-206，みすず書房，2018.

11）田代志門：死にゆく過程を生きる──終末期がん患者の経験の社会学．pp.83-105，世界思想社，2016.

12）小林多寿子：〈親密さ〉と〈深さ〉──コミュニケーション論からみたライフヒストリー．社会学評論，42(4): 419-34, 1992.

13）中野 卓（編著）：口述の生活史──或る女の愛と呪いの日本近代［叢書ライフ・ヒストリー1］．pp.69-80，御茶の水書房，1977.

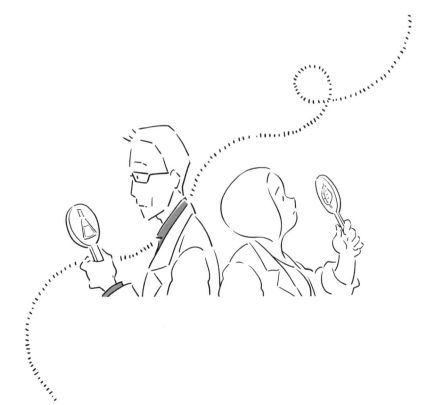

# 8

## これまで患者が拒否してきた
## 臨終時の家族の立会いを
## 認めるべきか

「そんなの絶対ダメに決まってるじゃないですか!?」(サツキさん)

「え～でも，最期にお顔は見ておきたいって思うの，自然だと思うんだけど……」(アサヒ先生)

「そのときの顔を見られたくない！ って，京さんはあんなに言ってたじゃないですか!!」

「そうなんだけど，う～ん……困っちゃう……」

「なに迷うことあるんですか，家族にはお引き取りいただきますよ」

「ちょ，ちょっと待って，モリタ先生に聞いてみるから」

　バタバタバタバタ……

「すいません!! 緊急事態なんですけど……」

――アサヒ先生の緊急事態はいつものことだが，ナースステーションでの会話なので丸聞こえである。

「あ，聞こえてたよ。10号室の京さんのご臨終のときのことだよね」

　京さんは70歳代の女性であるが，お花や琴のお師匠さんをしていた人で，いわゆる「美意識の高い」お姐さんだ。もともとは舞妓さんをしていたという話だが，当時のことはあまり話したがらない。それでも，診察のときには着物でさっそうと現れて，ばっちりお化粧をしていた。なるべく在宅で過ごしたいという希望だったので，在宅で緩和ケアを受けていたが，ひとり暮らしでもありちょっと心配になって

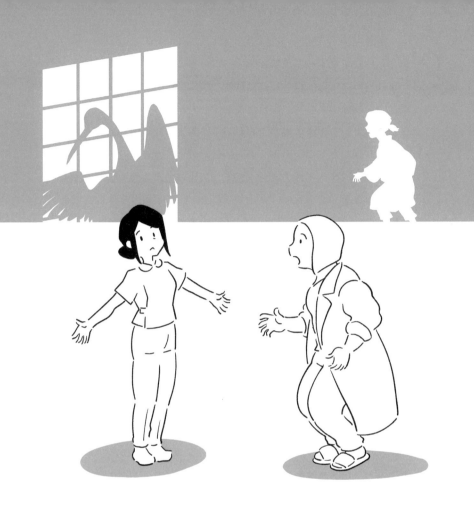

きたらホスピスに入院すると決めていた。

　入院にあたっていくつかの約束があった。病室は自分のプライベート空間なので訪室時は必ずノックすること（当たり前と言えば当たり前だが），人に乱れた姿を見せたくないので，夜間の見守りは最小限にしてほしいこと，入院中もお化粧や美容などはこれまでのように続けたいこと，そして，自分に意識がなくなったらこれまで疎遠だった家族や知人が会いたいといって来るかもしれないけれど，「衰えた姿を見られたくない」ので身元引受人をお願いしている妹以外は病室に入れないこと，亡くなった後は，妹に引き取りに来てもらえば後の火

葬などの要望はすべて了解してくれていること……である。

　家族については，京さんには近所に住んでいる妹さんがいて，彼女とはいい関係のようだ。また，夫と娘2人がいるようで，娘2人は東京に嫁いでいる。夫は他県で暮らしているようだが，この辺りの詳細はあまり話したくないのか，必要最低限のことだけを看護師に話していた状態だ。妹さんによると，病気がわかってから夫や子どもから本人に何度か連絡があったとのことだ。本人は，（どこまでが真意なのかはわからないのが人の常だが，）「もう20年も会ってないし，今さら会っても何も言いたいことも言ってほしいこともない。そっとしておいてほしい。夫と娘には会いたくない」と言っていた。意識のあるときにも，妹さんから京さんに「旦那さんと娘さんが会いたがっているわよ」と伝えてもらったけど，「会いたくもないし，今の私を見てほしくない」とのことだった。その理由ははっきりとはしないが，推測するには，「以前と容貌が変わってしまったのをまじまじと見られるのは嫌。きれいなころのイメージだけ持っててほしい」という気持ちが根底にあるのではないかと妹さんは言っていた（男女のことなのでこれ以外にも何かあるのかもしれないが……）。知人のお葬式に妹さんと出席したときにも，お通夜の席で，「死んだ後に，こんなふうに見世物みたいにされるのはごめんだわ，私は誰にも死んだ後の姿を見せたくないから，お願いするわね」ということが多かった。家族間で何があったかはさておいても，「亡くなる前後の姿を見せたくない」という価値観は一貫しているようだ。

　──つまり，医師や看護師が理解しているところによれば，自分の亡くなる過程を家族や知人に見られるのは嫌だと意思表示していた患者のところに，（患者が意思表示できなくなってから）「どうしても会わせてほしい」と家族が登場したときに，医療者はどうすればいいかということになる。患者の意識がすでになく，半日くらいの間には呼吸が止まる状況で，ゆっくりと相談してというわけにもいかなそうだ。さて……。

緩和ケア

　最期のとき（ご臨終の前後）は，家族に見守られて静かに息を引き取る……なんとなくそれが普通だとは思うのですが，時々，「亡くなる前後は見せたくない」という人に出会います。筆者がこのような患者さんに会ったのは，卒後3年目でホスピスの研修をしていたときです。家族とそう関係性の悪い感じでもない（とはいえ，本当のところは医療者にわかるはずもないのでしょうが……）患者さんが，「お願いだから，自分が死ぬときは先生と看護師さん以外，誰にも見られないようにしてね。亡くなる間際の様子を○○（夫）や△△（子ども）に囲まれて見られてると思うと，ぞっとするわ」と言われたときは，自分の常識をくつがえされる気がしました。

　その後good death研究なるものに携わると，インタビューした患者さんの少なくない人が似たようなことを（仮想状況ですが）おっしゃることに気がつきました。good death研究では，日本人を対象に「もし自分が亡くなるとしたら，どういうことが大事か」をインタビューから積み上げてカテゴリー化して，大事だと思う頻度を量的に集計して尺度化しました[1, 2]。これが今のgood death inventoryの先駆けの研究になります。このときに，望ましい最期のカテゴリーとして，日本人の80％以上が希望する「共通して望むこと」（苦痛がない，希望や楽しみがあるなど）と，「個人差があること」に分けました（図7）。この「個人差があること」のなかに，「他人に弱った姿を見せない」というカテゴリーがあります。この具体的な中身は，「容姿が今までと変わらない」「他人から同情・哀れみを受けない」「家族や周りに弱った姿を見せない」というもので，それぞれ，30〜50％の日本人が望ましい最期のために重要であると回答しています（図8）。英語圏では，maintaining beautyのような概念でいわれることがありますが，「見た感じが変わらない」という価値観だと思います。近ごろはやりのアピアランスケアにも近い価値観かもしれません。「こんなにやせちゃっ

て……」「あんなにたくましかったのに……」「骨と皮になっちゃった……」といった表現は臨床的に本当によく聞きます。医療者は「病気だから仕方ない」と思いがちでしょうが，いざ自分が，これまでの美しさやかわいさ，たくましさやかっこよさを「病気だから」とすぐにあきらめられるかといえば，それはかなり難しいことでしょう。比較するものでもないと思いますが，同じ聞き方で，(「他人に弱った姿を見せたくない」とは逆に）大切な人にお別れを言う，会いたい人に

図7 | good deathのドメイン

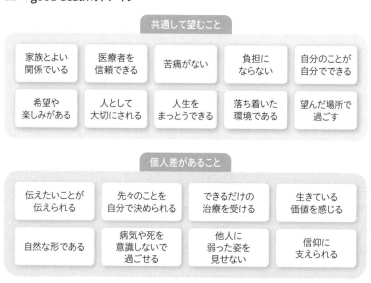

共通して望むこと

| 家族とよい関係でいる | 医療者を信頼できる | 苦痛がない | 負担にならない | 自分のことが自分でできる |
| 希望や楽しみがある | 人として大切にされる | 人生をまっとうできる | 落ち着いた環境である | 望んだ場所で過ごす |

個人差があること

| 伝えたいことが伝えられる | 先々のことを自分で決められる | できるだけの治療を受ける | 生きている価値を感じる |
| 自然な形である | 病気や死を意識しないで過ごせる | 他人に弱った姿を見せない | 信仰に支えられる |

図8 | 「他人に弱った姿を見せない」ことが大事だとする日本人の割合

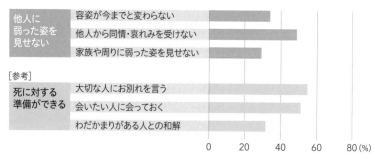

会っておくことを重要と考える人は50%前後でした。

　筆者の研究領域に近いところといえば，eating-related distress (ERD) という概念があります[3]。がん性悪液質では，食欲低下・体重減少が生じます。これまでは体重減少しないように食欲を出すという発想だけだったのですが，食欲がなくなる・食べられなくなるということは単に体重が減るとかやせるということだけではなく，生きていくことにもっと大きな範囲で影響するのでは？　というのがERDの捉え方になります。「(今までは楽しかった) 食事の時間が最近つらい」「ご飯一緒に食べないから話すこともなくなっちゃって……」「毎日毎日こんなに準備しているのにぜんぜん食べてくれなくて……」「あれこれ作っても残っちゃうから，残りものばっかり食べてて体調がおかしい」といったつらさ (distress) のなかに，容貌に関する，「あんなにまるまるしてて元気そうだったのに (こんなにやせちゃって)」といった項目が含まれます。

　終末期の容貌の変化に対するケアとしては，**表2**のように，❶容貌の変化を最小にする戦略 (お化粧やウィッグ，服装など)，❷容貌の変化を自覚しなくてよいようにする戦略 (部屋の鏡を撤去するなど)，❸容貌に変化がなかったときのイメージを強化する戦略 (写真を置くなど，これはかえって差を際立たせて良くないことがある)，❹不必要に人に会わなくていいようにする戦略，があります。これらは患者さんが意思表示できるときは患者さんに聞きながら行えばいいわけですが，今回は，患者さんの意思がわからない場合にどうするかということですね。

　筆者が医者になったばかりのころは，「家族です！」って言われれば，

---

表2｜**終末期の容貌の変化に対するケア**

---
❶お化粧やウィッグ，服装などで容貌の変化を最小にする

❷不必要に容貌の変化を自覚しなくてよいようにする (鏡を使わないなど)

❸容貌に変化がなかったときのイメージを強化するように写真を置く

❹不必要に人に会わなくていいようにする

---

患者さんに一つひとつ確認しなくても病状の説明もそれなりにしていた時代でしたが，現代では，患者さんの了解がないと入院しているとも言わないことがスタンダードになってきていると思います。そのなかで，「家族が最期のお別れを望んでいるけど，患者は望んでいなかったときにどうするか」という課題ですね。倫理的な整理はどうなるでしょうか？

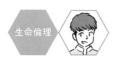

生命倫理

　これはなかなかに差し迫った場面ですね。現場では家族に強く出られるとそうそう無碍にもできない，ということもあるのでしょうが，私自身は「お引き取り願う」のが筋だと思いました（もちろんそのやり方は工夫する必要があるのかもしれませんが）。特に気になるのは，すでに意識はないとはいえ，京さんはまだ「生きている」のに，その意向を踏みにじるようなことをしてよいのか，という点です。私個人としては，もしこんなことがまかり通るようなら安心して病院では死ねないな，と思ってしまいます（自分が弱ってきたときに誰の視線にさらされるのか，ということを選ぶことは大事なことだと思うので）。ちなみに，この事例は7つ目の井本さんのケースと比べてみると，本人の意向確認ができなくなった後の対応をどうするか，という点で似ているのですが，現時点では本人の意向が変化する可能性を想定しにくいこと，家族の面会が本人にとっての利益となるとはいえないことが大きく違っています。

　その一方で，少し迷うのは，京さんが亡くなった後のことです。具体的にいえば，妹さんもそれなりにお別れが済み，遺体の処置が終わってもなお，夫や子どもとの対面を拒否し続けるか，という点です。もはやこの段階では医療者の関与する話ではないのかもしれませんが，私自身は，本人の代弁者としての妹さんが納得できるようであれば，遺体との対面という選択肢はあってよいのではないかと考えました。ただし，ここは判断が分かれるところかもしれません。

## ◉──尊重されるべき「本人の意向」とは

　さて，以上の判断のベースになるのは，結局のところ尊重されるに値する「本人の意向」とは何か，という点に関する各々の考え方です。意識が低下した状態であれば，本人はよくわかっていないのだから夫や子どもと対面したってかまわない，という考え方を取る場合，要は意識の有無によって「本人の意向」を尊重すべきかどうかを判断しているわけです。私はこの立場に対しては批判的なので，「お引き取り願う」のが筋だと考えたわけですが，ここがまず1つの分かれ道でしょう。賛同しかねますが，意識の低下した人の利益よりも，これから生きていく家族の利益のほうが大事だ，と考える人もいるとは思います。

　もう1つの分かれ道は，本人が亡くなった後もなおその意向を尊重し続けるか，という点です。これはいわば「死者の意向」の尊重という問題です。もちろん一般的には，残された家族は葬儀の希望から財産の分与まで本人の意向に沿おうとするのでしょうが，なかには諸般の事情から故人の意向に沿えないようなこともあると思います。例えば，本人は葬儀不要と言っていたものの，何らかの事情で葬儀をやらざるをえなくなる，ということもあるでしょうし，葬儀のやり方についても故人の希望を完全にかなえることができない，ということもありそうです。この辺りは本人が生きている場合のように「反応を見ながら」ということもできませんし，私としては「可能な範囲で希望に沿う」ということでよいのではないかと考えています。だからこそ，京さんの事例でも死後どうするか，という点についてはもう少し柔軟に，と考えたわけです。

　特に京さんの場合は，もし彼女の希望が「衰えた姿を見せたくない」ということであれば，遺体のケアが十分になされた後であれば，夫や子どもと対面することは死者の尊厳を損なう，とまではいえないようにも思います。もっとも，ここについてもたとえ本人が亡くなったとしても，その意向は尊重され続けるべきだ，と考える人にとって

は，許しがたい冒涜ということになるのかもしれません。その意味ではやはり迷いますが，検討の余地はあるように思います。

◉———代替的なコミュニケーション

　なお，森田さんのコメントのなかに，この事例では見た目に対するこだわりがあるのだから，もしもう少し前の段階であれば容貌の変化に対するケアを検討しては，という提案があり，「なるほど，そういう方向での手当てもありうるのか」と感心しました。

　私のほうで考えていたのは，むしろ夫や子どもとのコミュニケーションの回路を「直接会う」以外に確保するという方向です。例えば，姿を見られたくないのであれば電話で話す，直接話すことも嫌ならボイスレコーダーでメッセージを残したり，手紙を書いておいたり，といった方向での提案です（もちろん，今となってはときすでに遅しですが）。以前，倫理の事例検討会で同じように「自分の死が近づいてきたときに他人に会いたくない」という本人からの希望があり，会いたいという家族との間で医療者が板挟みになって困ったという事例を議論したのですが，そのときもこうした方向での工夫が様々に提案されました。もっとも，その事例ではすでに本人が亡くなった後に家族に渡すための手紙を用意していたとのことで，ある意味こういうことは誰よりも本人が考えているのだな，と感心させられたことをよく覚えています。

　ただし，この事例では，本人が「言いたいことも言ってほしいこともない」と明言していますので，こういう方向での工夫には意味がないかもしれません。また，そもそも夫や子どものほうも会ってどうしたいのか，ということもはっきりしていないので，もし時計の針を戻せるにしても，まずそれを聞いてみなければ先には進めなそうです。「今会わせてほしい」と言っているのも，単に「死に目に会いたい」ということで来ているのか，何かどうしても伝えたいことがあるのかとか，その辺りもよくわからないですしね。そのうえで，可能であれば代替的なコミュニケーションも含めて検討する，ということになるの

でしょう。

　とはいえ，こうした代替的な手法には限界があり，やはり直接病室で本人と会い，手をさすったり話しかけたりしなければ納得できないことはある，ということも考慮しておく必要があります。例えば，美学者の伊藤亜紗は，特別養護老人ホームでの看取りに関する記述を引きながら，「死にゆく体を『さわる』」ことの重要性について指摘しています[4]。伊藤によれば，目の前で人が亡くなっていくプロセス，とりわけそれがゆっくりと坂を下るような亡くなり方の場合に，私たちは「さわりつづけることで，自然としての体の摂理が迎える終わりを知る」のだと言います。いわば，死にゆく人の周囲にいる人びとは，触覚を通して本人の身体の生理的変化を「知る」ことにより，死は人間がどうこうできる範囲を超えた問題であることを納得していくのだというのです。

　その意味で，直接会う以外の何らかのメディアを通じたコミュニケーションには限界があることを，私たちは十分にわきまえておく必要があります。この問題は，とりわけ感染症の流行に伴って直接会うことが制限されてしまうような時代だからこそ，より真剣に考えなければいけない，と私自身は考えています。

緩和ケア

　これが最後の事例になりますが，ここでも田代さんのスカッとする見解には好感度が上がりっぱなしです（笑）。田代さんの整理では，①患者が自分が亡くなる前後に誰々には見られたくない，誰に見てほしいとはっきり言っていた（意思は明確で変わることはなさそうに思える）ことと，家族に会ったからといって患者にとっての利益があるわけではないのだから，さあ意識がなくなったからといって会いたくないと言っていた家族に会わせるのには賛同しかねる，②患者の死後は（医療者の関わるところではないが），ある程度患者の意向を念頭に置くだろうが，葬儀やお別れの段階でやむにやまれぬ事情はできて

くるかもしれない（ただ，きれいな姿でいたいという患者の希望がかなえられるように配慮はするべきだ），といったところのように理解しました。僕も田代さんと同意見で，もし自分の意識が曖昧になったからといって，「さあ，もう本人は決められないので，ご家族のいいようにします」だと，「あ，いや，それ，真逆なんだけど……」とその病院（施設）には入りたくないなぁと思います。

　田代さんの指摘した違う角度からの見方で，確かに，場合によっては，「会う以外の方法でコミュニケーションをはかる」というのはいい方法ですね。今回の事例では，「見た目の美しさ」が前面に出ていることと，夫と娘さんとの間に何があったのかがはっきりしない（聞いていないというのではなくて，医療者側は気にはなっているけど患者さんがはっきりとしたことを言いたくない）ので，「姿を見ないならお話はしたい・してもかまわない」と思っているのか，「そもそも，会いたくも話したくもない」と思っているのかが曖昧なところがあります（とはいえ，こういったことをすべて医療者がつぶさに知れる，あるいは，医療者が聞いたことがすべての真実であると思うのも傲慢というものでしょうが……）。臨床家としては引き出しに置いておくべき方法ですね。

　一方で，田代さんが言うように，「意識の低下した人の利益よりも，これから生きていく家族の利益のほうが大事だ，と考える人がいる」というのは，僕の経験だと，臨床の研究会とかで，「看取りのケアは患者のためのものではなく，残された家族のためのもの」「患者はもうわからないんだから，残される家族が納得するようにするべき」と発言する方が一定数いるのと同じことですよね。この辺の「看取りは○○のもの」について，何か整理できる考え方はあるのでしょうか。

　もう1点，今回田代さんが言及したことで（やや今回の本筋とは違うでしょうが）面白いなと思ったのは，「触れることの大事さ」です。僕が育ったのがホスピス病棟だからということもありますが，医師も看護師もモニターや血圧を測るのではなくて，患者さんに直接触れることでご臨終前後の見通しを家族と一緒にみていました。例えば，亡

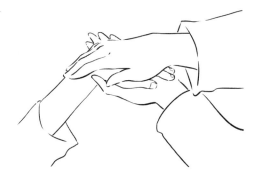

くなる前になってくると，手足がほんのり冷たくなって，色が変わってくる（チアノーゼが出る）のですが，この初期は血圧の変化もありません。でも，手でじーっと包むように両手の指先を持っていると，「あーなんか冷たくなってきてる！」とか「なんか，足先の色がプール入ったときみたいに変わってきてる‼」というのを看護師と家族が一緒に気がついていくという時間があります。患者さんの手足だけだとわかりにくいので，自分の手足と包んだ感じを比べてみて，「ほんとだ‼ ねぇ，なんかひんやりしてるよ，お父さん」とか，気をきかせて他の家族にも声をかけてくれる娘さんも多いですね。

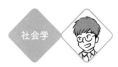

社会学

　森田さんのお話を伺って，私の感覚が現場の実践とそれほどズレてはなさそうで安心しました。良かったです。あと，ホスピス病棟で，医療者が家族と一緒に患者さんの身体に触れながら，亡くなるプロセスを共有しているという話がとても印象的でした。今回の事例でも，妹さんがお姉さんの死を納得するためにはこうしたプロセスは必要で，それを支えることは緩和ケアの根幹にあるようにも思います。

　それで，「看取りは○○のもの」についての質問があったので，私の
率直な意見をお伝えしますと，これはそもそも問題の立て方が適切で
はないと感じます。おそらくこの点は医療者にも賛同していただける
と思うのですが，看取り以前にあらゆるケアは，ケアされる人とケア
する人との関係のなかで生じていることなので，どちらかの「持ちも
の」ではないはずです。だからこそ「良いケア」だ，と感じられるた
めには，ケアを提供する側とケアを提供される側のリズムが合い，互
いに心地良いと思えることが必要です（現実にはなかなかそういう場
面ばかりではないにしても）。逆に言えば，本人だけが満足していて，
周囲がみな我慢しているような状況や，それとは反対に本人がひどく
我慢しているような状況では，そもそも「良い看取り」といえるよう
な関係が成立していないのではないか，ということです。これがまず
1つ。

　そのうえで，「看取りのケアとはそもそも何をしているのか」という
ことを考えていくと，それは本質的には看取られる側の患者と看取る
側の家族の間の「関係」を支援しているのだ，という理解が基本線に
はあると思うのです。これについては，医師の徳永進さんが「息を引
き取る」という言葉の二重の意味について述べている箇所が印象的な
ので，引用してみます。

> 　……「息を引き取られました」と言うこともある。「引き取る」に
> は「引き継ぐ」の意味があるということを立川昭二さんの『いの
> ちの文化史』の中で知って，いい言葉だなと思った。患者さんは
> 最後の息を虚空に吐く。もう吸わない。死を見守っていた人たち
> が代わりに吐かれた空気を自分たちの胸に吸う。「息」は引き継が
> れていく。息を引き取るのは，死者であり同時に死を見守った人
> たちであるというところに，この言葉の裾野の広がりを感じる[5]。

　私自身は，こうした「息」の引き継ぎプロセスを支援しているのが看取りのケアであり，それは患者本人の尊厳を守るという視点からすれば，本人が後に遺したいという思いを支えることであり，遺族ケアの視点からすれば後に遺された人々がそれを受け取れるよう支援することだと理解しています。だからこそ，本人の気持ちをないがしろにして家族が満足すればよい，という考え方は看取りのケアではなく，今生きている人間だけをケアするということになっていませんか，というのが私の疑問です。それは「関係」としての看取りを支援する緩和ケアでは少し違うのではないかと思っています。

　なお，関係の問題といってしまうと，少々危ういところが出てくるので1点補足しておくと，その関係はあくまでも本人中心に設定されるべきだ，と考えています。今回の事例でいえば，京さんが「息を引き継ぐ」相手として考えたのは妹さんだけなのだから，その範囲は尊重してあげようよ，という話です。だとすれば，この看取りケアで医療者が大事にしなければいけないのは，本人と妹さんがしっかりとお別れができるように支援する，ということに尽きるのではないでしょうか。

## ◉── 生者から死者への移行

　さて，以上のことを踏まえて，最後に「看取りは残された家族のもの」という考え方が根強く存在する背景を考えたいと思います。もちろんそこには日本の家族主義的な発想や，関係者が死者の実在性をどのくらい強く感じているのか，ということも影響すると思いますが，ここでは少し違う視点から考えてみます。

　「死の社会学」と呼ばれる領域の古典的な研究に，B. GlaserとA. L. Straussという2人の社会学者による一連の研究成果があります。一部は翻訳されていますので，緩和ケアの領域でもある程度読まれていると思うのですが，これらは主に1960年代にサンフランシスコの6つの病院で行われた参与観察とインタビューによる調査に基づく研究成果です。これらの研究を通じて，後に「グラウンデッド・セオ

リー・アプローチ」と呼ばれる，主として質的データに基づいて理論を生成する方法論が確立し，看護の領域を中心に今日に至るまで大きな広がりを見せています。

　なかでもよく知られているのは，死に関する「認識文脈（awareness context）」の理論です[6]。これは平たくいえば，患者の死が近いことについて誰がどのくらい知っているのかにより，コミュニケーションのパターンが変化する，という話です。彼らが調査をした1960年代当時のアメリカでは病名告知は行われておらず，この時点では「がん」という病名を伝えること自体が死の避け難さや近さを伝えることになっていたので，現在から見ると一見古い議論のようにも思えます。しかし，GlaserとStraussが取り上げたのはあくまでも「本人の死が近いという情報」についてのやり取りであって，これは現在でいえば予後告知（さらにいえば，そのなかでの余命予測に関する情報共有）の話に該当します。このように読み替えた場合，彼らの議論は決して古びてはいません。要は医師の行った余命予測について，家族だけが知っていて本人が知らない場合と本人も含めて関係者がみな知っている場合でコミュニケーションの取り方がまるで違う，というのは今でもしばしば問題になっていることだからです。

　特に今から見ると興味深いのは，死が近いことを本人が知っている状態（「オープン認識」）は当時は稀だったものの，その状態でも様々な難しい問題が起きうることがかなり正確に記述されている点です。具体的には，仮に患者本人が死が近いことを事実として理解したとしても，自殺や安楽死を要望するようになったり，民間医療や未確立の医療（unproven medicine）を求めて別の「闘い」へと移行したりすることがそれです。また逆に，そもそも死が近いという事実自体を知らされても本人はそれを認めない，という場合も記述されています（「否認」）。この場合，患者はまだ長く生きることを前提とする予定を立ててそこに家族や医療者を巻き込もうとしたり，回復の遅さについて，医療者に繰り返し質問するなどの事象が指摘されています。

　ところで，今となってはあまり注目されていないのですが，実は

GlaserとStraussは認識文脈以外にも，死にゆく過程を理解するうえで有用な概念をいくつか提案しており，その1つが「地位移行（status passage）」に関わるものです[7]。「地位移行」とは，要は私たちの社会のなかで本人の地位が変化する様々な事象のことです。例えば，入学とか卒業，成人式，結婚などはわかりやすい地位移行ですし，医療者であれば「国家資格取得」とか「病院内での昇進」なども多くの人が経験する地位移行の1つでしょう。ただ，社会学者はこうしたフォーマルな地位の移行だけではなく，病人が回復して健康な人になる，といった幅広い現象を指してこの用語を使用しています。死にゆく過程についていえば，GlaserとStraussはそれを「生者から死者への地位移行」として捉え，このプロセスを関係者がどのように協働で達成しようとしているのかを明らかにしようとしたのです。

　特に彼らが強調したのは「死の不確実性」という問題が常にある以上，この移行は「予定の立たないもの（non-scheduled）」であり，いつ移行が起こるのかを判断したり，そのことを関係者で共有したり，必要な対応を協議したりすること自体がなかなかに難しい，ということでした。つまり，学年が上がっていくとか，職場で昇進するといった移行（「予定の立つ地位移行」）への対応はある意味ルーチン化されているのですが，予定の立たない移行では関係者間でそのつど調整が必要になってくるというのです。この意味で，先ほどの予後告知のタイミングや内容に関する議論も，この地位移行をどのようにスムーズに進めるべきか，という観点からの関係者間での調整の1つとして整理することが可能になります。

　以上の議論を踏まえて，「看取りは家族のもの」という話に戻ってみると，生者から死者への地位移行は，そもそもコントロールがしにくく対処が難しいという事情があるうえに，地位が移行した後に行われる様々な手続きを本人ができない，という特徴があることに気づきます。通常の地位移行であれば，移行した後に本人がその地位に付随する業務を行うわけですが，看取りの場合は基本的には残された家族がその役割を果たすことになります。そういう意味では，少なくとも移

行した後に生じることを家族が引き受ける，という局面を重く見る人は家族側に寄り添った発想に近づいていくでしょう。

## ◉——「移行的地位」の扱い難さ

　また，GlaserとStraussの地位移行の議論でもう１つ重要な話があり，これもまた「看取りは家族のもの」という認識と関わっているように思います。具体的にいえば，現実の移行のなかには２つの地位の間に移行的地位（transitional status）が存在する場合があるのですが（例えば，独身と結婚の間にある「婚約」や市民と囚人の間にある「被告人」など），なかにはこの地位をどのように定義し，周囲の人々と認識を共有するかが難しい場合があるのです。ここで強調しておきたいのは，現代社会では私たちは移行的地位のような両義的な存在の扱いが不慣れで，それをどちらかのカテゴリーに押し込めようとする傾向があるという点です。被告人になった途端に「罪人」扱いしてしまうのもその１つでしょうし，死にゆく過程のなかで，死か近づくと「死者」のように扱われてしまう，というのもその１つだと思います。この点で，死が近くなった段階で主役を家族に渡してしまう，という判断の背景には，病院という世界における移行的地位の扱いの特徴が反映されている可能性があります。

　実際，GlaserとStraussと同じ時期に病院でフィールドワークを行ったD. Sudnowという社会学者は，この現象を記述するために「社会的死（social death）」という概念を提示しました[8]。具体的には，彼は病院で医療者から「死につつある」と見なされた患者が危篤患者リストに登録され，生物学的に死を迎える前に，すでに死者のように扱われたり，死後の手続きが手配されたりという場面を記述しています。いわば，「先取りされた死」がそこにはあり，近代以前の死のように緩やかに時間をかけて生者から死者への移行が起きる（それこそ初七日，四十九日のように時を刻んで）のではなく，私たちは医療者の予測によって「生物学的に死ぬ前に社会的に死ぬ」というのです。

　結局のところ，Sudnowの記述が意味しているのは，病院では死に

ゆく過程を連続的な移行と見ることがあまり得意ではなく，生者と死者を二分法で分けたがる傾向にあること，さらには生物学的な死亡よりも先に患者を「死者」のカテゴリーで扱いかねないことです。例えば，心肺蘇生不要の指示（DNAR指示）について同意を得た瞬間から，心肺蘇生以外の治療やケアについても十分な対応がなされなくなる，といった事態はこのことをよく表しています。その意味では，簡単に「看取りは家族のもの」と言い切ってしまう背景には，まだ生きている本人を「死者」のほうに追いやってしまう発想が関わっているのではないでしょうか。

　とはいえ，本人や家族にとっては，死にゆく過程は連続的なものであり，それは医療が関わらなくなった後も継続していく一連の流れとして体験されるものです。だからこそ，医療者は「看取り」が持っている本来的な時間の幅を狭く切り詰めてしまうことのないように注意しなければならないと思います。もっとも，これは何も医療者の問題だけではなく，私を含め一般市民の問題でもあります。要は社会全体としても，生者から死者へとゆっくりと移行する人びとを送り出すための技法が失われるなかで，その不安から「移行的地位」にあるどっちつかずの本人との付き合い方を見失っている可能性があるのです。その意味でも，こうした付き合い方を現代社会のなかで新たにどうやって創り上げていくべきか，ということは大きな課題になっているのではないでしょうか。

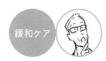

緩和ケア

　GlaserとStraussがここで出てくるとは！　医師にはあまりなじみがないと思いますが，看護系の人では，質的研究をするときの教科書として一度は読む本ですよね。「死のアウェアネス理論」というものがありました！

　前半，看取りは患者の思いを引き継ぐ関係性として認識されるものであるという概念を，「息を引き取る」の二重の意味（徳永進）という

指標を示して解説してくれました（学生のときに『死のなかの笑み』（ゆみる出版，1982年）を読んで，徳永先生にお手紙を差し上げたことがあります）。そこで，この事例でいえば，「関係」としての看取りとはいっても，その「関係」は本人を中心に据えるのがしっくりくるのでは，という見方は田代さんらしくわかりやすいと思います。

　後半，看取りの前後，（またはもっと幅を持たせて終末期になると），どうして患者中心から家族中心になっていくのだろうという僕の質問に対して，家族主義とか死んでも魂があるかというところではなく，地位移行という概念で説明するところは臨床家には新鮮で，確かになぁと思います。被告になっただけで犯罪者と確定したわけでもないのに犯罪者扱いすることを挙げて，死んだわけでもないのに臨死期（dying）の患者を「死んだ人」として扱っていることと対比させるのはなるほどなと思いました。「生物学的に死ぬ前に社会的に死ぬ」「まだ生きている本人を死者のほうに追いやってしまう」「先取りされた死」という表現はどれも要を得ていて，「え？　俺まだ聞こえてるんだ

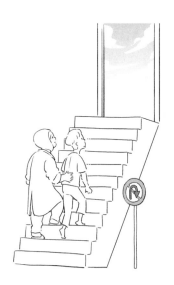
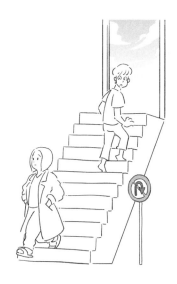

から，どうしたいかちゃんと聞いてよ」という声が聞こえてきそうな気がします。

　緩和ケアもやってるけどゲノム医療も進めたい，痛いといえば痛いけど痛くないといえば痛くない，過労気味といえば過労気味だけど昔ほど働いていないといえば働いていない，今この時間は業務といえば業務だけど趣味でやってる研究だといえば趣味の時間でもある，ちょっと落ち着かない子どもといえば落ち着かないけどいちいち多動症として区別つけると何かいいことがあるのか……そんな辺りも浮かびます。世の中全体がすべてのことに二区分を求めるようになっており，中間にいるふわふわした立ち位置での扱いがどんどん苦手になっているのは本当にそんな気がします。

　緩和ケアという狭い医療現場のなかにあっても，（当たり前ですが）社会の一部であり，社会のありようが具体化されて出現するものだなぁと思いました。臨床家が知っていることで何か対応が劇的に変わるわけではないのかもしれませんが，社会学的な視点を持つことで，今目の前で起きていることに納得しやすくなるというか，「なんでこういうことになるんだろう（怒）」のような理不尽さをあまり感じずに，理解を深めることに役立つと思います。

◉───まとめ（図9）

　本事例は，そんなに頻度はないかもしれませんが，何年かに一度は出合う状況だと思います。まとめの図を描いてみました（図9）。

　緩和ケアの視点からは，臨終期に至る前の時期に行われていることが前提となるケアとして，容貌の変化を最小にしたり，容貌に関わらないコミュニケーション方法を検討するというものがあると思います。具体的には，お化粧やウィッグ・服装などで容貌の変化を最小にする，不必要に容貌の変化を自覚しなくてよいようにする（鏡を使わないなど），姿を見せなくてよいコミュニケーションを代替手段とする（手紙や電話など）といったことが挙げられるでしょう。容貌のケアは，近年では「アピアランスケア」と呼ばれて，1つの大きな領域になっ

図9 | 患者が拒否してきた臨終時の家族の立会いを認めるべきか──俯瞰してみる

**緩和ケア**
- お化粧やウィッグ，服装などで容貌の変化を最小にする
- 不必要に容貌の変化を自覚しなくていいようにする
- 容貌に変化がなかった時のイメージを強化する
- 姿を見せなくてよいコミュニケーションの方法を用いる

**生命倫理**
- 意識の低下した人の意向は尊重されるべきか，死後にも人の意向は尊重されるべきか（死者の意向問題），という2つの切り口がある
- いずれも，当人の意思を尊重するべきであるという考え方と，家族の利益を尊重するべきであるという考え方がありうる

**社会学**
家族が中心になりやすい背景
- 生者から死者への地位移行と見ると，移行した後に本人は行動できない（家族が引き受ける）から，家族が中心となるのも自然である
- 移行的地位の扱いが苦手であり，終末期患者を死んでいるものと扱うため，家族が中心となる（生物学的に死ぬ前に社会的に死ぬ，Sudnow）

**臨床的な対応**
- （前提となるケアとして），容貌の変化を最小にしたり，容貌に関わらないコミュニケーション方法を検討する
- 患者の意思は大事にする方向で筋を通す（本人が会いたくないと言っていた家族の立ち合いは行わない）
- 患者の希望の範囲内で家族も納得できる代替案を提案する（同じ病棟の空いている家族室でお別れするなど）
- 死亡直前期に患者の意思より家族の意思が重視されやすい背景として，社会全体が移行的地位を扱うことが苦手になってきていることを知っておく

てきました。

　生命倫理学的には，意識の低下した人の意向は尊重されるべきか（臨終時），死後にも人の意向は尊重されるべきか（死後）という視点での切り口がありますが，いずれも，当人の意思を尊重するべきであるという考え方と，家族の利益を尊重するべきであるという考え方がありえます。今回の事例では，筆者2名は本人の意思を尊重するべき

だという立場に立ちました。家族が会うことによって本人にとっての利益はなく，本人の意思に沿うものだといえるという理由ですが，これは，多分に直感的なものなのかもしれません。

　社会学的には，終末期に患者より家族が中心となる現象について，「地位移行」という概念での説明を紹介しました。人が死亡するということは，生者から死者への地位移行とみなされますが，転職や結婚のような一般的な地位移行とは異なり，死亡の場合は，移行した後に本人は行動できない（家族が引き受ける）ために，家族が中心となるという考え方です。さらに，医療を含む現代社会においては，移行的地位の扱いが苦手，つまりは，生から死に向かっている状態に対する応対が不得手であり，どちらかに振り分けようとする結果，終末期患者は死んでいるものとみなして，家族を中心とするという考え方になりえます（生物学的に死ぬ前に社会的に死ぬ，Sudnow）。

　臨床的な対応としては，容貌の変化を最小にしたり，容貌に関わらないコミュニケーション方法を検討したことを前提として，臨終場面では，患者の意思は大事にする方向で筋を通す，つまり，本人が会いたくないと言っていた家族の立ち合いは行わない方針を進めることで結論したいと思います。その場合，「できないできない」だけではなく，患者の希望のかなう範囲で家族の思いも反映できるような方法はないかと探ってみるようなことは常に重要で，例えば，同じ病棟の空いている家族室で（せめて近くの空間にいられるようにして）お別れするなどを提案するのもいいと思います。

　「生きているときには本人の意思が尊重されるのは当たり前」にもかかわらず，終末期となると（おそらく少なくない人が）家族に求められたら応じたほうがいい（応じてもいい）のでは？と思う背景には，社会全体が移行的地位を扱うことが苦手になってきていると知っていると，ああ，そういう現象なのかなと少し納得はしやすくなると思います。

Epilogue

　患者ともめてる，家族ともめてる，そういうときは施設責任者が対応するのがいい場合も多い。京さんの場合，担当看護師（サツキさん）から「患者さんの意向ですので」とはお伝えしたものの，家族は完全には納得していないようでもあった。そこで，時間が限られていたので，施設の責任者である医師から「施設の方針で，ご臨終のときに患者さまのご意向がある場合は，それを大事にしたいこと」を説明した。その場合でも，「できません」とだけ言うのではなく，例えば「きれいな姿だけを覚えておいてほしい」というお気持ちがあったこと——つまりは納得できるような理由（ストーリーともいう）をお話しして，さらには患者さんの意向の範囲内でご家族にも提案できること，例えば，同じ部屋でお顔を見ながら最期を迎えることはできないが，同じ病棟の空いている家族室で（近くの空間にいるように），お別れする環境をつくることができることを提案した。

　それから8時間後，京さんは妹さんに見送られて息を引き取られた。ご遺体は妹さんが手配した葬儀会社がお迎えにきたので，医療者はお見送りさせていただいた。ご家族は，「いろいろと面倒な家族関係でご迷惑おかけしました」と言い残されて，先に家に戻られたようだ。その後どのように葬儀が営まれたのか，葬儀の後の家族の関係はどうなったのか，いやそもそもそれまでのみなの人間関係はどうだったのか——僕たちには本当のところはわからない。それでも，「京さんに頼まれていたことはできた，くらいは言ってもいいですよね！」と，アサヒ先生は今日も元気だ。

**文献**

1）Hirai K, Miyashita M, Morita T,et al.: Good death in Japanese cancer care: a qualitative study. J Pain Symptom Manage, 31(2): 140-7, 2006.
2）Miyashita M, Sanjo M, Morita T, et al.: Good death in cancer care: a nationwide quantitative study. Ann Oncol, 18(6):1090-7, 2007.
3）Amano K, Morita T, Koshimoto S, et al.: Eating-related distress in advanced cancer patients with cachexia and family members: a survey in palliative and supportive care settings. Support Care Cancer, 27(8): 2869-76, 2019.
4）伊藤亜紗：手の倫理［講談社選書メチエ 735］. pp.111-47, 講談社, 2020.
5）徳永 進：死の文化を豊かに. pp.47-54, 筑摩書房, 2002.
6）Glaser BG, Strauss AL（著），木下康仁（訳）：「死のアウェアネス理論」と看護——死の認識と終末期ケア. pp.3-15, 医学書院, 1988.
7）Glaser BG, Strauss AL（著），石島健太郎（訳）：予定の立たない地位移行としての死にゆくことの時間的側面. 帝京社会学, 30：1-22, 2018.

8）Sudnow D（著），岩田啓靖，志村哲郎，山田富秋（訳）：病院でつくられる死——「死」と「死につつあること」の社会学．pp.108-203，せりか書房，1992.

謝辞

本書の執筆に際して，以下の方々に草稿（田代執筆部分）の一部または全部を読んでいただき，有益な助言をいただいた。記して感謝したい。

有馬斉（横浜市立大学），井口高志（東京大学），板倉有紀（福島大学），木村雅史（作新学院大学），三井さよ（法政大学）

# おわりに

　楽しく書き終わった!! ——書いた側の感想で申し訳ないが，本書に関する筆者の一番の所感である。本書は，リアルに森田と田代の往復書簡として作成した。自分の問いに対して田代がどう返事をするかをわくわくして待つ過程そのものが筆者にとって楽しいものであった。忙しいなか，本書の執筆に時間をとってくれたことにまず感謝したい。

　最近の学問の世界では，領域を「理系（自然科学）対 文系（人文社会科学）」と対立的に見せる場面にしばしば出くわす。しかもそれは，理系はこんなに役に立っている（のに，文系学問って何の役に立つの？）という，やや見苦しいアイデンティティ観がちらちら顔をのぞかせてあまり気持ちのいいものではない。高度に技術化した現代社会ではそれもやむをえない気がしないでもないが，本来，人類が持っている学問体系は，同じ事象を見てこれ不思議だなぁ，これどういう意味があるんだろう，と同じ地点に立っているはずである。

　医療者も，教育課程の初期においては人文社会科学の勉強をしたはずだが，臨床に近くなるほど問題解決型の自然科学が中心になる。しかし，である。実際に臨床現場が長くなると，日々の臨床では，理系の知識ではどこをどうしても「なるほどそうなのか！」にたどり着かない現象も多い。例えば，なんで家族って，患者が希望しても病気のことは言わないでとか，苦痛緩和はこれくらいでいいって言うんだろう，そして世の中もなんとなく受け入れているのはどうしてなんだろう——僕はどうしたらいいんだろう。ある患者さんの願いをかなえてあげたいと思ったら，「他の患者さんと公平じゃなくなるからやめたほうがよくない？」と同僚から反対されたけど，なんかうまく説明できない。医療者から見ていいと思う治療と患者が希望する治療が違うとき，何かの原則にしたがって行動を決めていると思うんだけど，そ

れは何だろう――どうしたらいいんだろう。……僕たちの日常臨床は,理系の知識だけではうまく説明できないことに満ちている。

筆者は,この数年,臨床で出会ういろんな現象について,「ねぇ,こんなことがあってもやもやするんだけど,これどういうことか数人でディスカッションさせてほしい」と田代の頭のなかの引き出しを借りてきた。引き出しには想像を超えるコンテンツが詰まっており,「なるほどなぁ」「いいこというなぁ」「そういうことだったのか!」と感心することしきりである。本書は,この個人的経験を踏まえて企画し,しばしば脱線しながらも出版に至った(読者にとってわかりにくいと思って削除したものに宮沢賢治の話すらあった)。

今や,緩和ケアは医学のメインストリームであり,緩和ケアに関するマニュアルやガイドラインに,「○○のコツ」まで,かなりの数の書籍が出版されている。本書は,「その次」を探求しにいくものである。もう少し違う世界を見てみたい,もう一歩臨床場面を深掘りしてみたい,多角的に物事を見てみたい,人文社会科学系の考え方に興味がある――そんな人に楽しく読み終わった! と言ってもらえれば嬉しいです。

最後に,筆者の他の著作と同じように全体にわたって超編集者として関わってくれた医学書院の品田暁子さんには「本当にありがとう」と申し上げます。また,わかったようにあれこれ言っているけれど,実際に臨床現場で日々実践しているのは緩和ケアのかなめである看護師さんたちです。本書においては,具体的な設定をはじめ着想の多くを聖隷三方原病院緩和ケアチームの看護師,佐久間由美さんから教えてもらいました。熱烈感謝申し上げます。

森田達也

# 索引

## 人名索引

⊙──欧文

Christakis N. A. ⋯⋯⋯⋯⋯⋯⋯ 14
Duggleby W. ⋯⋯⋯⋯⋯⋯⋯⋯ 62
Esping-Andersen G. ⋯⋯⋯⋯⋯ 36
Glaser B. ⋯⋯⋯⋯⋯⋯⋯⋯⋯ 183
Goffman E. ⋯⋯⋯⋯⋯⋯⋯⋯ 58
Hanks G. W. ⋯⋯⋯⋯⋯⋯⋯⋯ 70
Helman C. G. ⋯⋯⋯⋯⋯⋯⋯ 80
Kleinman A. ⋯⋯⋯⋯⋯⋯⋯⋯ 79
Owen A. M. ⋯⋯⋯⋯⋯⋯⋯ 159
Parsons T. ⋯⋯⋯⋯⋯⋯⋯⋯ 98
Quill T. E. ⋯⋯⋯⋯⋯⋯⋯⋯ 122
Saunders C. ⋯⋯⋯⋯⋯ 121, 131
Strauss A. L. ⋯⋯⋯⋯⋯⋯⋯ 183
Sudnow D. ⋯⋯⋯⋯⋯⋯⋯⋯ 186
Twycross R. ⋯⋯⋯⋯⋯⋯⋯ 121

Ventafridda V. ⋯⋯⋯⋯⋯ 121, 126
Walter T. ⋯⋯⋯⋯⋯⋯⋯⋯ 130

⊙──和文

赤林朗 ⋯⋯⋯⋯⋯⋯⋯⋯⋯⋯ 26
有馬斉 ⋯⋯⋯⋯⋯⋯⋯⋯⋯ 119
伊藤亜紗 ⋯⋯⋯⋯⋯⋯⋯⋯ 179
大村英昭 ⋯⋯⋯⋯⋯⋯⋯⋯ 60
小林多寿子 ⋯⋯⋯⋯⋯⋯⋯ 161
竹内洋 ⋯⋯⋯⋯⋯⋯⋯⋯⋯ 59
立川昭二 ⋯⋯⋯⋯⋯⋯⋯⋯ 182
千原明 ⋯⋯⋯⋯⋯⋯⋯⋯⋯ 95
徳永進 ⋯⋯⋯⋯⋯⋯⋯⋯⋯ 182
中野卓 ⋯⋯⋯⋯⋯⋯⋯⋯⋯ 161
長谷川保・八重子 ⋯⋯⋯⋯⋯ 95
三井さよ ⋯⋯⋯⋯⋯⋯⋯⋯ 97

## 事項索引

⊙──欧文

### A

advance care planning (ACP) 11, 158
after lunchのお昼寝 ⋯⋯⋯⋯ 121
autonomy ⋯⋯⋯⋯⋯⋯⋯⋯ 26
awareness context ⋯⋯⋯⋯⋯ 184

### C

continuous deep sedation (CDS) ⋯ 122
continuous deep sedation until
    death (CDSUD) ⋯⋯⋯⋯⋯ 122

### D

disability paradox ⋯⋯⋯⋯⋯ 156

DNAR指示 ⋯⋯⋯⋯⋯⋯⋯⋯ 187

### E

eating-related distress (ERD) ⋯ 175
end-of-life discussion (EOLd) ⋯ 11
explanatory model (EM) ⋯⋯⋯ 79

### F

family consent ⋯⋯⋯⋯⋯⋯ 26
family-facilitated approach ⋯⋯ 27

### G

good death concept ⋯⋯⋯⋯ 29
good death inventory ⋯⋯⋯⋯ 173
good death 研究 ⋯⋯⋯⋯⋯ 173

## J, L

justice ································ 90
last resort ·························· 113
locked-in syndrome ·········· 158

## M

maintaining beauty ·········· 173
medical end-of-life decision ····· 11
medical EOLd ····················· 11
medicalization ···················· 128

## N

non-medical end-of-life decision ··· 11
non-medical EOLd ·············· 11
normal dying process ········· 143
Numerical Rating Scale (NRS) 66, 154

## O, P

objective structured clinical
　examination (OSCE) ·········· 79
palliative prognosis score
　(PaP score) ····················· 11
palliative prognostic index (PPI) ··· 11
persistent vegetative state (PVS)
　································· 158
personalized pain goal (PPG) ···· 154
personalized symptom goal (PSG)
　································· 154
physician assisted suicide (PAS) 127
prepare for the worst,
　hope for the best ············ 48
proportionality ················· 117

## Q, R

quality of life (QOL) ······· 60, 117, 157
regionale toetsingscommissies
　euthanasie (RTE) ············· 131

## S

self-fulfilling prophecy ··········· 14
social death ······················ 186
something close to autonomy ··· 26
St. Christopher's ホスピス ······· 95
St. Joseph's ホスピス ············· 95
status passage ··················· 185
suffering ···················· 113, 132

## T, U, W

total pain ···················· 113, 123
transitional status ·············· 186
unproven medicine ·········· 46, 184
WHO方式がん疼痛治療法 ·······121

◉────和文

## あ

曖昧な意思表示 ······················ 149
曖昧な伝え方，余命 ···············9, 26
アドバンス・ケア・プランニング 11, 158
アピアランスケア····················· 173
安楽死 ························ 115, 127
　──，間接的 ·····················115
　──，積極的 ··········· 115, 127
　──の正当化 ·····················117
安楽死運動 ·························131
安楽死法，オランダ ···············131

## い

「息」の引き継ぎ ····················· 183
「息を引き取る」····················· 182
移行的地位 (transitional status) ··· 186
意識混濁 ···························· 143
意識障害 ···························· 143
意識の保持 ··························· 28
意識を喪失させる ·················117

意思決定プロセス 27, 160
医師としてのアイデンティティ 74
医師の「確信」 131
医師幇助自殺 (physician assisted suicide) 127
遺体のケア 177
痛みからの解放 117
医療化 (medicalization) 128
医療資源の配分 91
インフォームド・コンセント 27

**う, え**

ヴァージョンのある話 161
延命至上主義 130
延命治療 129

**お**

オープン認識 184
オデュッセウスの物語 147
オピオイドを増量しない理由 71
オランダの安楽死法 131

**か**

解釈モデル 79
過去の意向 147
家族教育 35
家族重視の政策選択 38
家族的な状況 98
家族同意 (family consent) 26
家族の意向 7, 24
家族をファシリテートするアプローチ (family-facilitated approach) 27
加熱 60
『がん患者の治療抵抗性の苦痛と鎮静に関する基本的な考え方の手引き 2018年版』 115, 118
間欠的鎮静 113, 121
がん告知 5, 26, 35

がん告知論争 13
看護師の立場 99
患者
　——の意向 7, 25, 73, 146, 179
　——の価値観 11, 32
　——の自己決定 34, 83
　——の同意 115
間接的安楽死 115
緩和ケア医のアイデンティティ 58, 61, 76
緩和ケア観 28
緩和ケアの普及 56
緩和ケアの役割 61
緩和治療の範囲 155
緩和治療を希望しない理由 69

**き**

希望 (hope) 62
　——を支える 49
逆転移 104
極限状態でのリスク・ベネフィット評価 117

**く**

具体的な数字，余命 6
苦痛緩和のための鎮静 113
苦悩 (suffering) 132
グラウンデッド・セオリー・アプローチ 183

**け**

ケアの持続 (性) 97
形式的な平等 91
血縁関係 39
限定性 98

**こ**

後悔・罪責感 23
公私混同 94
『口述の生活史』 161

肯定的な自己成就的予言 ……………… 16
肯定的な予言と否定的な予言 ……… 15
公平 …………………………………… 88, 90
合理性 ……………………………………… 79
呼吸困難，鎮静 ………………………… 125

## さ

再加熱 (rewarming-up) …………………… 59
最終手段 (last resort) ………………… 113

## し

死期の切迫 …………………………… 115
自己成就的予言と自己否定的予言 … 15
死者
　—— の意向 ………………………… 177
　—— の実在性 …………………… 183
　—— の尊厳 ……………………… 177
鎮めの文化装置 ……………………… 60
死生観 …………………………………… 160
事前指示 ………………………… 27, 150
事前指示書 ……………………………… 147
自然的意思 ……………………………… 150
自然なお産 ……………………………… 134
自然な最期 ……………………………… 134
持続的深い鎮静 ……………… 113, 122
実子主義 …………………………………… 39
実存的苦痛 ……………………………… 125
死にゆく体を「さわる」 ……………… 179
死のアウェアネス理論 ……………… 187
死の社会学 …………………… 130, 183
社会的死 (social death) ……………… 186
社会民主主義レジーム ………………… 36
宗教 ………………… 31, 60, 74, 160
自由主義レジーム ……………………… 37
終末期せん妄 …………………………… 143
縮小 (cooling-down) …………………… 59
消極的義務 ……………………………… 73
情動レベルでの意向 ………………… 149

自律 (autonomy) ……………………… 26
自律尊重 …………………………………… 73
自律尊重原則 …………………… 8, 116
自律に近いもの (something close to
　autonomy) ………………………… 26
ジレンマ …………………………………… 72
人工呼吸器の終了 …………………… 127
人工的水分・栄養補給の終了 …… 127
身体的苦痛と精神的苦痛の一体化
　………………………………………… 112
心肺蘇生 ………………………………… 147
心肺蘇生不要の指示 ………………… 187
信頼関係 …………………………… 17, 54

## す，せ

推定意思 ………………………………… 115
生活共同体としての「家」 ……………… 39
生活史研究 ……………………………… 161
正義・公正 (justice) …………………… 90
精神医学 ………………………………… 104
精神的苦痛に対する鎮静 …………… 123
生の固有性 ………………………………… 97
生物学的な死 …………………… 118, 187
生命維持治療 …………………………… 54
　—— の中止 ……………………… 128
生命予後 …………………………… 5, 113
聖隷ホスピス ……………………………… 95
セイレーン ……………………………… 147
積極的安楽死 …………………… 115, 127
積極的義務 ………………………………… 73
説明モデル (explanatory model)
　…………………………………… 79, 146
遷延性植物状態 (PVS) ……………… 158
全人的苦痛に対する全人的ケア … 130
せん妄 …………………………… 86, 143
　——，鎮静 ……………………… 125
戦略的限定化 ……………………………… 98

**そ**

相応性 (proportionality) ⋯⋯⋯⋯117
相応性原則 ⋯⋯⋯⋯⋯⋯⋯⋯⋯117
葬儀 ⋯⋯⋯⋯⋯⋯⋯⋯⋯⋯⋯⋯177
「そこまでやっていいのか問題」と
　「ここまでやらなくていいのか問題」73

**た**

第2の仕事 (セカンドシフト) ⋯⋯ 37
代替的加熱 (rewarming-in) ⋯ 59
代替療法 ⋯⋯⋯⋯⋯⋯⋯⋯⋯⋯ 49
代諾者 ⋯⋯⋯⋯⋯⋯⋯⋯⋯⋯ 146
大量のモルヒネ投与 ⋯⋯⋯⋯ 115
耐え難い身体的苦痛 ⋯⋯ 115, 124
他者危害原則 ⋯⋯⋯⋯⋯⋯ 116
脱医療化 ⋯⋯⋯⋯⋯⋯⋯⋯ 129

**ち**

地位移行 (status passage) ⋯ 185
　――, 生者から死者への ⋯⋯ 185
　――, 予定の立たない (non-scheduled)
　⋯⋯⋯⋯⋯⋯⋯⋯⋯⋯⋯⋯⋯ 185
　――, 予定の立つ ⋯⋯⋯⋯ 185
地域安楽死審査委員会 (RTE) ⋯ 131
治験 ⋯⋯⋯⋯⋯⋯⋯⋯⋯46, 50
調節型鎮静 ⋯⋯⋯⋯⋯⋯⋯ 122
治療拒否 ⋯⋯⋯⋯⋯⋯⋯⋯⋯ 73
治療の選択 ⋯⋯⋯⋯⋯⋯10, 50
鎮静 ⋯⋯⋯⋯⋯⋯⋯⋯29, 113

**つ**

通常の死の過程 (normal dying process)
⋯⋯⋯⋯⋯⋯⋯⋯⋯⋯⋯⋯⋯ 143
月の単位の予後 ⋯⋯⋯⋯⋯ 115

**て**

諦念 ⋯⋯⋯⋯⋯⋯⋯⋯⋯⋯⋯ 60

転移／逆転移 ⋯⋯⋯⋯⋯⋯ 104

**と**

閉じ込め症候群 (locked-in syndrome)
⋯⋯⋯⋯⋯⋯⋯⋯⋯⋯⋯⋯⋯ 158
トレードオフ ⋯⋯⋯⋯⋯70, 146
トレードオフ課題 ⋯⋯⋯⋯ 154

**な, に**

亡くなるプロセスの共有 ⋯⋯ 181
ニーズに応じた公平 ⋯⋯⋯⋯ 92
二重効果 ⋯⋯⋯⋯⋯⋯⋯⋯ 122
認識文脈 (awareness context)の理論
⋯⋯⋯⋯⋯⋯⋯⋯⋯⋯⋯⋯⋯ 184

**は**

敗者 ⋯⋯⋯⋯⋯⋯⋯⋯⋯⋯⋯ 59
パターン変数 ⋯⋯⋯⋯⋯⋯⋯ 99
幅のある複数の意向からの仮決め ⋯ 159

**ひ**

否定的な自己成就的予言 ⋯⋯ 15
否認 ⋯⋯⋯⋯⋯⋯⋯⋯⋯⋯ 184
標準治療 ⋯⋯⋯⋯⋯⋯⋯⋯ 50
平等 ⋯⋯⋯⋯⋯⋯⋯⋯⋯⋯ 91
　――, 形式的な ⋯⋯⋯⋯⋯ 91
平等 (equality)と公平 (equity) ⋯ 92

**ふ, ほ**

福祉レジーム ⋯⋯⋯⋯⋯⋯⋯ 36
保守主義レジーム ⋯⋯⋯⋯⋯ 36
ホスピス ⋯⋯⋯55, 95, 121, 180
ホスピス運動 ⋯⋯⋯⋯⋯⋯ 129
ホスピスケア ⋯⋯⋯⋯⋯⋯⋯ 94

**ま**

麻薬 ⋯⋯⋯⋯⋯⋯⋯⋯⋯⋯⋯ 70
丸山ワクチン ⋯⋯⋯⋯⋯⋯⋯ 51

## み

未確立医療（unproven medicine）
　　　　　　　　　　　　　　46, 184
眉間のしわ問題 ……………………… 145
未承認薬 ……………………………… 50
民間療法 …………………………… 50, 55

## む, め, も

無危害原則 ………………… 8, 73, 117
無限定性 ……………………………… 98
無限定的 …………………………… 98, 130
免疫療法 ……………………………… 51
モルヒネ投与，大量の ……………… 115

## ゆ, よ

「緩やかな」事前指示 ………………… 27
良い死に方 ………………………… 130
与益・無危害 ………………………… 73
　　──の原則 ………………… 75, 117
予言者 ………………………………… 16
予言の自己成就（自己成就的予言）… 14
予後告知 ………………… 14, 25, 184
余命 ………………………………… 5, 184
　　──の短縮 ……………………… 127

## り, れ

リスク・ベネフィット評価 …………… 117
良心的拒否権 ………………………… 53
臨床試験 ………………………… 46, 52
臨床倫理委員会 …………………… 116
倫理原則 ………………………… 73, 117
倫理コンサルテーション …………… 73
倫理的ジレンマ …………………… 8, 74
冷却（cooling-out）………………… 58
冷却者（cooler）…………………… 58
レスパイト鎮静 …………………… 121

## わ

「私」の精神世界 …………………… 162